# DIETOTERAPIA NA PRÁTICA CLÍNICA

MARIANA CASSANI DE OLIVEIRA

# DIETOTERAPIA NA PRÁTICA CLÍNICA

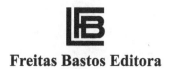

Freitas Bastos Editora

*Copyright © 2025 by Mariana Cassani de Oliveira*

Todos os direitos reservados e protegidos pela Lei 9.610, de 19.2.1998. É proibida a reprodução total ou parcial, por quaisquer meios, bem como a produção de apostilas, sem autorização prévia, por escrito, da Editora.

Direitos exclusivos da edição e distribuição em língua portuguesa:
**Maria Augusta Delgado Livraria, Distribuidora e Editora**

**Direção Editorial:** Isaac D. Abulafia
**Gerência Editorial:** Marisol Soto
**Copidesque:** Tatiana Paiva
**Revisão:** Doralice Daiana da Silva
**Diagramação e Capa:** Madalena Araújo

**Dados Internacionais de Catalogação na Publicação (CIP) de acordo com ISBD**

| O48d | Oliveira, Mariana Cassani de | |
|---|---|---|
| | Dietoterapia na Prática Clínica / Mariana Cassani de Oliveira. - Rio de Janeiro, RJ : Freitas Bastos, 2025. | |
| | 184 p. : 15,5cm x 23cm. | |
| | ISBN: 978-65-5675-451-2 | |
| | 11. Nutrição. 2. Dieta. I. Título. | |
| | | CDD 613.2 |
| 2024-3974 | | CDU 613.2 |

**Elaborado por Vagner Rodolfo da Silva - CRB-8/9410**

**Índice para catálogo sistemático:**
1. Nutrição 613.2
2. Nutrição 613.2

**Freitas Bastos Editora**
atendimento@freitasbastos.com
www.freitasbastos.com

## MARIANA CASSANI DE OLIVEIRA

Mestre e doutora em Fisiopatologia em Clínica Médica pela Faculdade de Medicina de Botucatu (FMB/Unesp), com bolsa de doutorado sanduíche pela Université Claude Bernard Lyon I – Faculté de Médecine Lyon SUD (Lyon – França). É especialista em Dietoterapia na Insuficiência Renal Crônica, também pela Faculdade de Medicina de Botucatu (FMB/Unesp), especialista em Gerontologia e Interdisciplinaridade pelo Centro Universitário São Camilo e nutricionista pelo Instituto de Biociências de Botucatu (IBB/Unesp). É docente do curso de graduação em Nutrição pelo Centro Universitário Nossa Senhora do Patrocínio (CEUNSP/Grupo Educacional Cruzeiro do Sul) e atua em nutrição clínica há mais de 10 anos.

# SUMÁRIO

**11** **CAPÍTULO 1**
DIETOTERAPIA NA OBESIDADE E NA CIRURGIA BARIÁTRICA

**27** **CAPÍTULO 2**
DIETOTERAPIA NA DESNUTRIÇÃO

**37** **CAPÍTULO 3**
DIABETES MELLITUS E CONTAGEM DE CARBOIDRATOS

**47** **CAPÍTULO 4**
DIETOTERAPIA NAS DOENÇAS CARDIOVASCULARES

**59** **CAPÍTULO 5**
DIETOTERAPIA NAS DISLIPIDEMIAS

**69** **CAPÍTULO 6**
DIETOTERAPIA NAS DOENÇAS DO SISTEMA DIGESTIVO

**95** **CAPÍTULO 7**
DIETOTERAPIA NAS DOENÇAS HEPÁTICAS, BILIARES E PANCREÁTICAS

**105** **CAPÍTULO 8**
DIETOTERAPIA NAS DOENÇAS RENAIS

**113**     **CAPÍTULO 9**
　　　　　DIETOTERAPIA NAS DOENÇAS
　　　　　PULMONARES

**119**     **CAPÍTULO 10**
　　　　　DIETOTERAPIA NAS ANEMIAS
　　　　　CARENCIAIS

**125**     **CAPÍTULO 11**
　　　　　DIETOTERAPIA NAS DOENÇAS
　　　　　ÓSSEAS E REUMÁTICAS

**133**     **CAPÍTULO 12**
　　　　　DIETOTERAPIA NAS DOENÇAS
　　　　　NEOPLÁSICAS

**141**     **CAPÍTULO 13**
　　　　　DIETOTERAPIA NAS DOENÇAS
　　　　　TIREOIDIANAS

**145**     **CAPÍTULO 14**
　　　　　DIETOTERAPIA NA COVID-19

**153**     **CAPÍTULO 15**
　　　　　SISTEMATIZAÇÃO DO CUIDADO
　　　　　NUTRICIONAL

**171**     REFERÊNCIAS

# APRESENTAÇÃO

Dietoterapia é o estudo da nutrição e dietética com o intuito terapêutico sobre as implicações nutricionais da fisiopatologia e tratamento das doenças crônicas. Atualmente, é parte essencial no planejamento e cálculo de dietas, prescrição dietética, orientação alimentar e evolução dietoterápica, em consultórios, clínicas e hospitais.

O livro *Dietoterapia na Prática Clínica* reúne 15 capítulos de informações técnicas e atuais sobre como devem ser condutas nutricionais assertivas em situações patológicas diversificadas. Tem como diferenciais a descrição de técnicas adequadas para diagnósticos em nutrição e identificação de risco nutricional de indivíduos enfermos, e dois capítulos inovadores, sobre as mais atuais evidências científicas, nacionais e internacionais, na Dietoterapia no tratamento da COVID-19 e como deve ser realizada a Sistematização do Cuidado Nutricional. *Dietoterapia na Prática Clínica* oferece importante contribuição ao profissional nutricionista que atua na área clínica e deve manter-se atualizado, assim como aos estudantes de Nutrição que estão em fase de aprendizado e concretização do conhecimento em Dietoterapia, umas das disciplinas mais importantes e esperadas na graduação em Nutrição.

# CAPÍTULO 1
# DIETOTERAPIA NA OBESIDADE E NA CIRURGIA BARIÁTRICA

**Palavras-chave:** *obesidade; cirurgia bariátrica; terapia nutricional; alimentos.*

A obesidade é uma doença crônica multifatorial, com interações complexas entre fatores ambientais e fisiológicos. O aumento da obesidade vem apresentando taxas alarmantes, principalmente nas últimas cinco décadas, em que seus números triplicaram em todo o mundo (WHO, 2019). No Brasil, os últimos dados obtidos pelas pesquisas epidemiológicas do Instituto Brasileiro de Bioestatística, a Pesquisa de Orçamento Familiar (POF) e a Pesquisa Nacional de Saúde (PNS), são estarrecedores: a proporção de obesos na população com 20 anos ou mais no Brasil passou de 12,2% para 26,8%, de 2003 a 2019. Para adolescentes com idades entre 15 e 17 anos, a prevalência está perto de 7%. Mulheres adultas e meninas adolescentes são mais afetadas – 29,5% e 8%, respectivamente (POF, 2018; PNS, 2019). No mundo, a Organização Mundial da Saúde (OMS) estima que aproximadamente 167 milhões de crianças e adultos desenvolverão sobrepeso ou obesidade em 2025 (WHO, 2019).

Segundo a OMS, a obesidade é definida como um acúmulo excessivo de gordura corporal, importante preditor de outras doenças crônicas e relacionado ao risco de morte (WHO, 2019; Frank *et al.*, 2019). Atualmente, pesquisas demonstram existir duas etiologias diferentes para esse acúmulo de gordura: a obesidade metabólica, desenvolvida pela incapacidade de autorregulação das vias homeostáticas na manutenção do peso saudável; e a obesidade hedônica, em que condições de transtornos alimentares e ingestão alimentar excessiva podem levar à desregulação do peso (Yu, 2017). De qualquer forma, a obesidade é multifatorial, resultante da interação de fatores como ambiente obesogênico (relacionado a fatores culturais e sociais), fatores fisiológicos e a predisposição genética (Abeso, 2016).

As condições que influenciam o indivíduo obeso a desenvolver outras doenças a partir da obesidade ainda não são bem esclarecidas. A obesidade potencializa o risco de desenvolvimento de doenças cardiovasculares e/ou metabólicas (como o diabetes *mellitus* tipo II) e câncer, além de reduzir a qualidade de vida do indivíduo e aumentar as chances de uma morte prematura. Entretanto, não são todos os indivíduos obesos que apresentam os mesmos riscos: a localização da gordura no corpo pode influenciá-los de maneira significativa. A gordura visceral, por exemplo, tem maiores riscos cardiometabólicos do que a gordura subcutânea (Frank *et al.*, 2019). Por isso, a determinação da localização da gordura, além da quantidade total corporal, é essencial para o melhor direcionamento do tratamento e acompanhamento clínico e nutricional.

## DIAGNÓSTICO DA OBESIDADE

O Índice de Massa Corporal (IMC) é o indicador mais utilizado para classificar os níveis de obesidade em adultos e idosos (**Tabela 1.1**). Vale destacar que o IMC apresenta uma limitação importante por não caracterizar a distribuição do peso corporal entre massa magra e massa gorda; assim, outros instrumentos antropométricos e exames de imagens são recomendados para serem interpretados em conjunto com o IMC para a realização de um diagnóstico mais adequado.

**Tabela 1.1:** Índice de Massa Corporal de adultos e idosos

| ADULTOS[a] ||  IDOSOS[b] || RISCO DE DOENÇAS |
| IMC (kg/m²) | CLASSIFICAÇÃO | IMC (kg/m²) | CLASSIFICAÇÃO | |
|---|---|---|---|---|
| <18,5 | Baixo peso | ≤22,0 | Baixo peso | Normal ou elevado |
| 18,5 a 24,9 | Eutrofia | | | |
| 25,0 a 29,9 | Sobrepeso | >22,1 e <27,0 | Peso adequado | Pouco elevado ou elevado |
| 30,0 a 34,9 | Obesidade grau I | | | |
| 35,0 a 39,9 | Obesidade grau II | ≥27,1 | Excesso de peso | Muito ou muitíssimo elevado |
| ≥40,0 | Obesidade grau III | | | |

Fonte: [a]Abeso, 2016; [b]SISVAN, 2008.

Tanto na prática clínica como em estudos científicos, medidas antropométricas – como circunferência da cintura, dobras cutâneas, bioimpedância elétrica, densitometria por dupla emissão de raios X, ressonância magnética e tomografia computadorizada – podem ser utilizadas para corroborar os valores de IMC. A disponibilidade de acesso pode influenciar a escolha desses métodos. O **Quadro 1.1** mostra as principais características destes instrumentos para diagnóstico e tratamento da obesidade.

**Quadro 1.1:** Instrumentos antropométricos para diagnóstico da obesidade

| INSTRUMENTOS | CARACTERÍSTICAS |
|---|---|
| Aferição do peso corporal | Balança calibrada, medição com roupas leves e rotineiramente no mesmo horário do dia para minimizar variações. |
| Índice de massa corporal (IMC) | Calculado por meio da divisão do peso em kg pela altura em metros elevada ao quadrado (kg/m²). É o cálculo mais usado para avaliação da adiposidade corporal. |
| Dobras cutâneas | Eficácia é pouco estabelecida devido à alta variabilidade entre examinadores e baixa reprodutibilidade. |
| Relação circunferência cintura/quadril (RCQ) | Cálculo pela divisão da circunferência da cintura pela circunferência do quadril. Na população brasileira, a RCQ associa-se a risco de comorbidades (valor normal e recomendado: <0,5). |

| | |
|---|---|
| Bioimpedância elétrica | Amplamente utilizada para estimar a composição corporal em diferentes condições clínicas. O resultado é limitado pelo estado de hidratação (presença de edema). |
| Exames de imagem (DEXA, ultrassonografia, tomografia computadorizada, ressonância magnética) | Métodos mais onerosos, mas considerados mais eficazes na classificação dos níveis de gordura corporal total, visceral e segmentada (membros e tronco). |

Fonte: Abeso (2016); ASPEN (2019).

A quantidade de gordura visceral – aquela localizada em volta de órgãos internos – depende de fatores como sexo, idade e taxas de hormônios sexuais. Mulheres na pós-menopausa tendem a acumular mais gordura visceral do que em idade fértil, e homens apresentam maior quantidade dessa gordura também de acordo com o avanço da idade. A gordura visceral é a mais associada com resistência à insulina e doenças cardiovasculares (Wajchenberg, 2000; Frank *et al.*, 2019).

Embora endêmica e multifatorial, a obesidade é uma doença crônica prevenível. A perda de peso e a manutenção do indivíduo em seu peso saudável é o desafio no controle da obesidade em longo prazo. Em conjunto com intervenções multidisciplinares no estilo de vida, tratamento medicamentoso e a cirurgia bariátrica, a terapia nutricional possibilita a perda de peso e de gordura corporal, além de gerar ganhos para a saúde e qualidade de vida (Bray e Ryan 2021, Bray *et al.*, 2018). A **Tabela 1.2** apresenta a classificação dos percentuais de gordura corporal total de homens e mulheres adultos.

**Tabela 1.2:** Classificação do percentual de gordura corporal total para mulheres e homens adultos

| CLASSIFICAÇÃO | MULHERES | HOMENS |
| --- | --- | --- |
| Magro | <13% | <8% |
| Ideal | 13 a 23% | 8 a 15% |
| Sobrepeso | 24 a 27% | 16 a 20% |
| Acúmulo leve de gordura | 28 a 32% | 21 a 24% |
| Excesso de gordura | ≥33% | ≥25% |

Fonte: Abeso (2016).

A nutrição desempenha um papel fundamental no tratamento e na prevenção da obesidade, sendo a dietoterapia uma das principais abordagens não farmacológicas utilizadas na atualidade.

## TRATAMENTO DIETOTERÁPICO NA OBESIDADE

Até aqui, o que se sabe é que não existe um padrão dietético perfeito para promover perda de peso, porém dietas restritivas populares têm sido alvo de estudos para comprovação de sua eficácia no controle da obesidade. Os principais fundamentos das dietas populares podem se dividir em três categorias: modificação da oferta dos macronutrientes (por exemplo, redução dos carboidratos, aumento das proteínas e/ou das gorduras, e a dieta *paleo*), restrição de alimentos ou grupos alimentares (por exemplo, a dieta sem glúten ou lactose) e dietas com restrições calóricas intermitentes ou não (como a de jejum intermitente).

A modificação da oferta dos macronutrientes se dá principalmente pela redução do consumo de alimentos fontes de carboidratos, podendo ser atingido o consumo de 20 a 120 g de carboidratos no dia, com alegações de menor secreção de insulina, com consequente menor armazenamento de gordura corporal e maior oxidação lipídica (Ludwig *et al.*, 2018). Com a redução dos carboidratos, há aumento dos alimentos proteicos ou gordurosos, especialmente os de origem animal, como as carnes. Seidelmann e colaboradores (2018) demonstraram que esse estilo dietético foi associado a maior mortalidade, enquanto os que favoreciam consumo de proteínas e gorduras de origem vegetal – especialmente legumes, pães integrais, oleaginosas e grãos – foram associados a uma menor mortalidade. Assim, não só a manipulação dos macronutrientes, mas também a escolha das suas fontes alimentares, podem impactar a perda de peso e na mortalidade (Freire, 2020; Seidelmann *et al.*, 2018).

A **Tabela 1.3** mostra as principais dietas com manipulação de macronutrientes realizadas atualmente no Brasil e suas características dietéticas. São elas: dieta Atkins (Atkins, 2002), dieta cetogênica (Coppola *et al.*, 2009) e a dieta paleo (Eaton *et al.*, 1997).

A dieta cetogênica incentiva o consumo de pelo menos 70% das calorias diárias vindas das gorduras, além de uma restrição importante de carboidratos para induzir o estado de cetose. Embora a perda de peso seja evidenciada em alguns estudos, riscos cardiovasculares e desequilíbrio dos lipídios séricos também foram comprovados. Sintomas como halitose, cefaleia, constipação, câimbras e fraqueza muscular podem aparecer (D'Andrea *et al.*, 2019; Nymo *et al.*, 2017; Kosinski e Jornayvaz, 2017).

Já a dieta paleo (ou paleolítica) tenta prestigiar o consumo diário de nossos ancestrais caçadores, pouco antes da agricultura. Os únicos alimentos incluídos nesta dieta são as carnes, oleaginosas, ovos, óleos, frutas frescas e vegetais. Cereais integrais, legumes, laticínios e alimentos processados são excluídos (Eaton *et al.*, 1997).

**Tabela 1.3:** Dietas populares com manipulação de macronutrientes

|  | PTN | CHO | LIP | RESTRIÇÃO CALÓRICA | DESCRIÇÃO |
|---|---|---|---|---|---|
| ATKINS | ↑ (35%) | ↓ (6%) | ↑ (59%) | Não | Fase 1: <20 g CHO (2 semanas) Fase 2: <50 g CHO |
| CETOGÊNICA | ↑ (20%) | ↓↓ (5-10%) | ↑↑ (>70%) | Não | Baixo consumo de CHO |
| PALEO | ↑ (20-35%) | ↓ (30-45%) | ↑ (ou ↑) | Não | Similar ao consumo ancestral de caçadores |

PTN: proteínas; CHO: carboidratos; LIP: lipídios.
Fonte: adaptado de Freire, Nutrition (2020).

Um recente estudo norte-americano de coorte e metanálise acompanhou mais de 15 mil adultos por 25 anos com o objetivo de avaliar a associação entre a quantidade de calorias provenientes de carboidratos e causas gerais de mortalidade, além de investigar se a substituição de fontes de gordura e proteína animal por carboidratos afetava as taxas de mortalidade. Como resultados, foi encontrado que as 6.283 mortes foram associadas tanto ao baixo consumo (<40% do valor energético total) quanto ao alto consumo de carboidratos (>70% do valor energético total); um risco mínimo foi observado com uma ingestão de 50-55% de carboidratos (Seidelmann *et al.*, 2018).

O objetivo das dietas balanceadas e equilibradas nos macros e micronutrientes é aumentar a variedade de alimentos a serem consumidos diariamente, evitando uma dieta monótona de difícil manutenção em longo prazo. Isso facilita a adesão ao planejamento alimentar e aumenta a chance de perda de peso sustentada. Atualmente as recomendações de macro e micronutrientes seguem as ingestões diárias de referência (IDR, ou do inglês DRI – *dietary reference intakes*), sendo:

| Carboidratos | Proteínas | Lipídios |
|---|---|---|
| 45-65% | 10-35% | 10-35% |
| do valor energético total | do valor energético total | do valor energético total |

Fonte: DRIs (2005).

A dieta isenta de glúten, embora reconhecida como terapia nutricional na doença celíaca (alergia ao glúten), tem sido promovida também para a perda de peso. O glúten é uma proteína presente naturalmente em alimentos como trigo, centeio, cevada e aveia, e a sua comprovação na redução do peso e tratamento da obesidade é inexistente até o momento. O Conselho Regional de Nutricionistas (CRN) divulgou um parecer em que não recomenda que nutricionistas prescrevam dietas isentas de glúten com o intuito da perda de peso, devendo ser utilizadas estritamente àqueles que apresentem algum grau de alergia a essa proteína. Além disso, a Associação Brasileira para o Estudo da Obesidade e da Síndrome Metabólica (Abeso) ressalta que a prescrição de adoçantes artificiais para o controle do peso pode promover a resistência à insulina e disbiose intestinal (CRN, 2011; Abeso, 2016).

O jejum é utilizado há milhares de anos em algumas culturas religiosas – como os muçulmanos durante o período do Ramadã, mas tornou-se uma ferramenta para perda de peso planejada há poucos anos. Uma revisão sistemática que avaliou 40 publicações que envolviam jejum intermitente demonstra que esse manejo dietético é capaz de reduzir peso corporal, gordura e o apetite, porém não atenua respostas adaptativas fisiológicas à restrição calórica que poderiam melhorar a eficiência da perda e manutenção do peso, como efeitos hormonais que promovem maior acúmulo de gordura, aumento do apetite ou redução do gasto energético basal, e pode até aumentar a expressão de genes pró-inflamatórios (Seimon *et al.*, 2015). Os autores afirmam que o jejum intermitente – normalmente realizado de 1 a 4 dias na semana com restrição intensa por algumas horas, porém o restante dos dias sem controle alimentar – pode ser considerado uma opção válida para tratamento da obesidade, embora aparentemente não superior à restrição energética contínua para a perda de peso (Seimon *et al.*, 2015).

A informação que se aproveita dessas dietas populares é que a maioria considera a restrição de calorias, fator imprescindível para a redução do peso corporal. O balanço energético negativo, ou seja, menor consumo do que o gasto energético total, contribui na utilização das reservas corporais de gordura como fonte energética, o que favorece a redução do peso corporal (Raynor *et al.*, 2016). A adesão à dieta restrita em calorias deve ser incentivada e individualizada, porém depende de fatores pessoais, hormonais, emocionais, sociais e ambientais.

## ENERGIA

Já é bem estabelecido que a perda de peso com meta saudável é mais facilmente alcançada e mantida com planejamento alimentar individual, prescrita e acompanhada por profissional habilitado. A individualização deve ocorrer baseada no estado nutricional, presença de comorbidades, nível de atividade física, idade e preferências e aversões alimentares (Raynor *et al.*, 2016, Abeso, 2016).

Sobre a ingestão calórica, a principal estratégia é a realização do déficit de energia, por meio do controle da ingestão de alimentos com maior densidade energética, e não por exclusão de grupos alimentares. O déficit de calorias promove a perda de peso, de acordo com a **Tabela 1.4**:

**Tabela 1.4:** Características das dietas restritas em calorias para redução do peso corporal

| Características | Redução do peso corporal |
|---|---|
| **Déficit normal** | Redução de 500 a 1.000 kcal/dia, a partir da dieta habitual | 0,5 a 1,0 kg/semana |
| **Dieta com baixas calorias** | Oferta de 1.000 a 2.000 kcal/dia | 8% peso corporal em 3 a 6 meses, associado a redução da gordura abdominal |
| **Dietas muito baixas em caloria*** | Oferta de 400 a 800 kcal/dia + 0,8 a 1,0 g de proteínas completas/kg/dia | Maior redução de peso em curto prazo, porém com risco de desnutrição e desequilíbrio hidroeletrolítico. |

* Indicadas a indivíduos com IMC >30 kg/m², sem sucesso em outros tratamentos para redução do peso. Podem ser usadas na redução dos riscos na cirurgia bariátrica em indivíduos com obesidade grave (IMC >35 kg/m²).
Fonte: elaborada pela autora.

Outras estratégias para redução das calorias ingeridas:

- Reduzir o tamanho das porções.
- Preferir alimentos de menor índice e carga glicêmica.
- Preferir alimentos com maior densidade nutricional e menor densidade calórica.
- Aumentar consumo de alimentos dos grupos de verduras, legumes e verduras.
- Optar por alimentos industrializados que sejam *light* em calorias.

Para realizar a restrição calórica, o primeiro passo é identificar o gasto energético total do indivíduo, que pode ser medido por aparelhos de calorimetria indireta ou estimado por equações preditivas. A equação preditiva mais utilizada é a de Harris e Benedict (1919), que estima o gasto energético basal (GEB) e depois pode ser corrigida pelo fator atividade física (FAF), como mostra a **Tabela 1.5**.

**Tabela 1.5:** Equação de Harris-Benedict para mulheres e homens, e fatores de atividade física

| | EQUAÇÃO |
|---|---|
| MULHERES | GEB = 655 + (9,6 × peso corporal [kg]) + (1,8 × estatura [cm]) − (4,7 × idade [anos]) |
| HOMENS | GEB = 66 + (13,7 × peso corporal [kg]) + (5,0 × estatura [cm]) − (6,8 × idade [anos]) |
| FATOR ATIVIDADE FÍSICA | 1 a 1,4 se sedentário<br>1,4 a 1,6 se pouco ativo<br>1,9 a 2,5 se muito ativo |

Fonte: Harris-Benedict (1919).

Para realização da restrição calórica, deve-se primeiramente calcular a necessidade energética total (NET) e, em seguida, reduzir de 500 a 1.000 kcal desse total:

> Dieta com restrição calórica:
> NET = (GEB × FA) − 500 a 1.000 kcal

## MACRONUTRIENTES

Estudos recentes mostram que dietas com maior quantidade de proteínas, de pelo menos 20% do valor energético total, auxiliam na perda e manutenção do peso, proporcionando benefícios de perda de gordura corporal e manutenção de massa muscular. Como desvantagens, podem ter adesão dificultada em longo prazo pela redução principalmente dos carboidratos, além da geração de cetose (Freire, 2020; Wycherley *et al.*, 2012).

Outras pesquisas mostram que, quando a dieta é pobre em carboidratos, efeitos negativos podem ser gerados, apesar da perda de peso inicial: formação de corpos cetônicos, halitose, dores de cabeça, fraqueza e dores musculares. Os carboidratos têm como uma de suas principais funções a oferta de glicose e energia ao sistema nervoso central; assim, uma dieta muito reduzida nesse macronutriente pode causar efeitos indesejáveis, com intensidade variada de acordo com o indivíduo (D'Andrea *et al.*, 2019; Nymo *et al.*, 2017; Kosinski e Jornayvaz, 2017).

Já as dietas com pouca quantidade de gorduras tendem a ser menos palatáveis e gerar esvaziamento gástrico acelerado, fazendo com que o indivíduo sinta fome poucos minutos após a refeição. A manipulação dos macronutrientes em uma dieta pode modular negativa ou positivamente o metabolismo energético, a disposição, a qualidade de vida, o apetite e a ingestão alimentar.

## MICRONUTRIENTES

Um indivíduo obeso que apresenta rotina alimentar desequilibrada, principalmente na inconstância de consumo de frutas, verduras e legumes, tem riscos aumentados de apresentar também deficiências nutricionais, especialmente de vitaminas e sais minerais. A elaboração dos planos alimentares deve atender às quantidades de micronutrientes importantes para a fase da vida, sexo e condição clínica em que o indivíduo se encontra. Na obesidade, os minerais selênio, magnésio e zinco e as vitaminas A, D e E destacam-se como antioxidantes e anti-inflamatórios importantes na atenuação de danos oxidativos causados pelo excesso de gordura corporal, além de auxiliarem no equilíbrio das funções tireoidianas e na secreção de insulina (Thomas *et al.*, 2017). O **Quadro 1.2** mostra as fontes alimentares mais comuns desses micronutrientes no Brasil.

**Quadro 1.2:** Fontes alimentares de micronutrientes relevantes na obesidade

| MICRONUTRIENTES | FONTES ALIMENTARES* |
|---|---|
| **MINERAIS** | |
| Selênio | Castanha-do-brasil, cereais integrais, carne de porco, aves, carne bovina e carne de peixes, crustáceos e ostras. |
| Magnésio | Oleaginosas, vegetais verdes com folhas (espinafre, alface, acelga), sementes de abóbora e de girassol, legumes (especialmente a alcachofra) e cereais integrais. |
| Zinco | Trigo (germe), cereais integrais, oleaginosas (castanhas), camarão, ostras, aves, peixes, fígado, legumes e tubérculos. |
| **VITAMINAS** | |
| Vitamina A e carotenoides | Carnes vermelhas e brancas, vegetais amarelo-alaranjados e vermelhos. |
| Vitamina D | Fígado de peixe (óleo), gema de ovo, leite, camarão e peixes como salmão, bacalhau, sardinha e atum. |
| Vitamina E | Óleos vegetais, oleaginosas, ovos e cereais integrais |

*Fonte: Tabela Brasileira de Composição dos Alimentos (TBCA) (USP, 2023).

A dietoterapia é uma abordagem fundamental para a prevenção, controle e tratamento da obesidade, sendo essencial para a promoção da saúde e maior qualidade de vida. A adoção de hábitos alimentares saudáveis deve ser associada a um aumento da atividade física, de forma a potencializar os efeitos da perda de peso e a aumentar a capacidade cardiopulmonar. A prática regular de exercícios físicos promove a queima de calorias e o aumento da massa muscular, contribuindo para a diminuição do percentual de gordura corporal e para a manutenção da perda de peso.

## TRATAMENTO DIETOTERÁPICO PÓS-CIRURGIA BARIÁTRICA

As cirurgias bariátricas fazem parte do tratamento da obesidade quando o tratamento clínico se torna ineficaz. Entre as principais indicações, estão: IMC ≥40 kg/m² ou ≥35 kg/m² com comorbidades; e outras terapias para perda de peso sem sucesso, mesmo que bem conduzidas. O tipo de cirurgia bariátrica mais realizado no Brasil é a de *bypass* gástrico em Y de Roux (BGYR), que conduz a uma perda de peso de 40 a 50% do peso inicial, além de melhora rápida e intensa das complicações da obesidade e suas comorbidades, como diabetes tipo II e hipertensão arterial (Mechanick *et al.*, 2013).

A cirurgia de BGYR é uma técnica mista de cirurgia que restringe o tamanho e capacidade do estômago, além de reduzir a capacidade de absorção do intestino por redução da sua superfície (Mechanick *et al.*, 2013). Com a importante restrição do consumo alimentar, o paciente apresenta deficiências de alguns nutrientes no período pós-cirúrgico.

Além da suplementação de nutrientes, que será tratada mais à frente, a dieta no pós-cirúrgico deve ser bem orientada e seguida. Devido ao tamanho reduzido do estômago e ao edema pós-cirurgia, o consumo de alimentos sólidos se torna praticamente impossível durante os primeiros dias. Assim, alguns cuidados dietéticos são necessários nesse momento, para garantir a correta cicatrização dos tecidos, evitar consequências como regurgitação e vômitos e promover a perda de peso (Bettini *et al.*, 2020; Mechanick *et al.*, 2013). O Quadro 1.3 sumariza as principais recomendações de intervenções dietéticas nas semanas que se seguem após a cirurgia.

**Quadro 1.3:** Recomendações dietéticas para evolução da dieta pós-cirurgia bariátrica

| PERÍODO | RECOMENDAÇÃO | ALIMENTOS |
|---|---|---|
| 24 a 48 horas pós-cirurgia | Começar com líquidos claros em temperatura ambiente, aumentando gradualmente o volume para atingir 8 xícaras/dia (2 L), sempre em pequenas porções, conforme tolerado, com não mais que meia xícara por refeição. | Legumes, frutas e vegetais claros, que sejam cozidos e liquidificados. |
| 3 a 7 dias pós-cirurgia | É permitido adicionar leite, iogurte natural ou bebidas à base de soja aos alimentos líquidos já bem tolerados. | Leite, iogurte natural ou bebidas à base de soja. |
| 1 a 2 semanas pós-cirurgia | Recomenda-se evolução para dieta pastosa, com alimentos macios, amassados e com consistência homogênea. | Frutas, legumes, vegetais, carnes e ovos na consistência pastosa e homogênea (sem pedaços) |
| A partir de 2 semanas pós-cirurgia | Adicionar alimentos macios. | Almôndegas macias, ovos mexidos ou cozidos, legumes cozidos e descascados, frutas macias descascadas. Também podem ser adicionados biscoitos salgados. |
| A partir de 1 mês pós-cirurgia | Adicionar alimentos sólidos. | Leguminosas, legumes frescos, frutas frescas e pão. |
| A partir de 2 meses pós-cirurgia | Dieta sólida regular e equilibrada. | |

Fonte: elaborado pela autora.

A deficiência de proteínas é uma das complicações mais graves da cirurgia bariátrica, que pode acontecer pela insuficiência da dieta – a princípio sem fontes proteicas importantes – e também pela baixa tolerância dos alimentos fonte, sendo agravada pela perda de peso rápida, em que massa muscular também é perdida. Diretrizes atuais recomendam uma meta mínima de 1,5 g de proteínas/kg peso ideal/dia, e máxima de 2,1 g/kg peso ideal/dia; essas quantidades podem ser atingidas com a complementação de suplementos, caso a dieta não ofereça em quantidade suficiente (Busetto *et al.*, 2017).

Outras deficiências nutricionais comuns pós-cirurgia bariátrica são as de micronutrientes, principalmente ferro, cálcio e vitaminas B12, D, A, E e K. Essas deficiências podem ser corrigidas pela suplementação de polivitamínicos e frequente dosagem sérica para acompanhamento (Bettini *et al.*, 2020, Sherf *et al.*, 2017). O **Quadro 1.4** mostra recomendações gerais para o tratamento nutricional no pós-cirúrgico bariátrico.

**Quadro 1.4:** Recomendações nutricionais gerais no pós-cirúrgico bariátrico[a]

| |
|---|
| Consumir os alimentos lentamente, em pequenas mordidas e garfadas. |
| Realizar 4-6 refeições ao longo do dia, mastigando bem de uma forma relaxada e terminando as refeições ao sentir-se confortavelmente satisfeito. |
| As refeições devem ser equilibradas, com boas fontes de proteínas. |
| Alimentos sólidos devem ser preferidos a partir do segundo mês da cirurgia. |
| Evitar consumir bebidas junto às refeições (tomar 15 min antes ou 30 min após as refeições). |
| Evitar consumo de alimentos sólidos e líquidos com densidade calórica alta. |
| Limitar a adição de açúcar, para evitar a síndrome de *dumping*[b]. |
| Evitar bebidas gaseificadas. |
| A ingestão diária de suplementos vitamínicos e minerais deve ser mantida. |

[b] A síndrome de *dumping* caracteriza-se por estado de mal-estar, palpitações e vermelhidão (sintomas precoces) e dores abdominais, náuseas, diarreia, fraqueza, confusão mental (sintomas tardios). Podem ser confundidos com episódios de hipoglicemia pós-prandial, ocorridos também com frequência pela hiperinsulinemia pós-prandial.
Fonte: [a] Bettini *et al.* (2020); Sherf *et al.* (2017).

A cirurgia bariátrica é a mais efetiva forma de tratamento de longo prazo da obesidade severa. Os pacientes que recebem a indicação devem ser acompanhados por uma equipe multiprofissional para que recebam o melhor suporte frente às diversas mudanças físicas, comportamentais e fisiológicas ocorridas a partir da cirurgia (Bettini *et al.*, 2020). Após evolução total da consistência da dieta e implementação de dieta equilibrada, é recomendado que o paciente permaneça em contato regular com o nutricionista para sustentar os resultados da cirurgia e evitar o reganho de peso.

# CAPÍTULO 2
# DIETOTERAPIA NA DESNUTRIÇÃO

**Palavras-chave:** *desnutrição; tratamento nutricional; dietoterapia; alimentos.*

Embora a prevalência de desnutrição tenha diminuído nas últimas décadas, ainda apresenta taxas alarmantes entre crianças e adultos, sendo causa importante de redução de qualidade de vida e de mortalidade. Em ambiente intra-hospitalar, a prevalência pode chegar a 90% entre idosos, segundo dados recentes (Cederholm *et al.*, 2022; Bellanti *et al.*, 2022). A desnutrição pode ocorrer por causa primária, como a falta de alimentos, ou por causa secundária, resultante de redução do apetite, catabolismo proteico ou tratamento de doenças (Cederholm *et al.*, 2022).

Pelo diagnóstico, essa condição vai muito além da desnutrição energético-proteica e deficiência de nutrientes. Segundo a European Society for Parenteral and Enteral Nutrition (ESPEN, 2017), a desnutrição é um estado resultante da falta de ingestão ou da absorção de nutrientes que leva a uma composição corporal alterada, levando à diminuição da função física e mental com prejuízo do desfecho clínico da doença.

O correto diagnóstico é essencial para traçar o manejo nutricional no tratamento. Por isso, em 1950, a *American Society for Parenteral and Enteral Nutrition* (ASPEN) declarou que a avaliação nutricional, contendo informações sobre dieta, histórico clínico, medicações e fatores psicológicos é parte importantes da anamnese para identificação da desnutrição. Tanto a identificação do problema quanto a rapidez com que o tratamento é aplicado são princípios fundamentais no combate à desnutrição (Associação Brasileira de Nutrição, 2014).

## DIAGNÓSTICO DA DESNUTRIÇÃO

A prevalência da desnutrição pode variar de acordo com o método de rastreio e diagnóstico utilizado. No **Quadro 2.1**, estão os principais métodos utilizados atualmente e duas indicações para diagnóstico da desnutrição, de acordo com a faixa etária e gravidade da doença.

**Quadro 2.1:** Métodos de diagnóstico de desnutrição mais utilizados

| Método | Características | Faixa etária |
|---|---|---|
| **Miniavaliação Nutricional (MNA) – versão reduzida** *(Mini Nutritional Assessment Short Form – MNA®-SF)* (Rubenstein et al., 2001) | É a versão mais curta da MNA. Avalia seis elementos: dificuldades de ingestão alimentar, perda de peso, dificuldades de locomoção, doenças agudas, estresse neurofisiológico e IMC. Se a pontuação total for ≤11 pontos (total de 14), o paciente está em risco de desnutrição ou está desnutrido, e a versão completa da avaliação nutricional deve ser aplicada. | É indicada para triagem de idoso, é associada a desfechos clínicos desfavoráveis e é capaz de predizer declínio da funcionalidade. |
| Ferramenta MUST *(Malnutrition Universal Screening Test)* (Elia, 2003) | Classifica os pacientes em risco de desnutrição baseado no IMC, histórico de perda involuntária de peso e risco de perda de peso relacionada a doença ou baixa ingestão alimentar por cinco dias ou mais. Cada item é avaliado de 0 a 2 pontos da seguinte forma: na somatória final, os pacientes de baixo risco são classificados com 0 ponto; risco médio = 1 ponto; e alto risco ≥ 2 pontos. | Recomendada para pacientes hospitalizados de todas as faixas etárias. |
| Questionário Nutricional Simplificado do Apetite *(Simplified Nutritional Appetite Questionnaire – SNAQ)* (Kruizenga et al., 2005) | Consiste em três questões: se houve perda de peso (mais de 6 kg nos últimos 6 meses ou mais de 3 kg no último mês), perda de apetite e se foi necessária suplementação nutricional no último mês. As respostas variam de "muito ruim" a "muito bom", com uma pontuação final de 1 a 5. Pontuações: 2 indica desnutrição moderada, e 3 ou ≥3 indica desnutrição grave. | Indicado para rastrear desnutrição em adultos e idosos. |

| | | |
|---|---|---|
| NRS 2002<br><br>*Nutritional Risk Screening 2002 (NRS 2002)*<br><br>(Kondrup et al., 2003) | Se o entrevistado responder afirmativamente a qualquer uma das quatro perguntas que englobam IMC <20,5, perda de peso nos últimos 3 meses, redução da ingestão na última semana e doença grave, passará para a fase de triagem. Essa fase considera perda de peso, IMC e a redução da ingestão alimentar (0 a 3 pontos) e avalia a gravidade da doença (0 a 3 pontos). Somatória <3 indica que não há risco de desnutrição, e ≥3 indica alto risco ou desnutrição evidente, apontando a necessidade de suporte nutricional. Se o paciente tiver 70 anos ou mais, terá acréscimo de 1 ponto. | É indicada para rastreio de desnutrição em adultos e idosos. |
| Escore de Risco Nutricional em Pacientes Críticos<br><br>*Nutrition Risk in the Critically Ill (NUTRIC Score)*<br><br>(Rahman et al., 2016) | Avalia redução recente da ingestão alimentar, inflamação estado nutricional e desfechos. Também inclui os valores da avaliação de prognósticos (SOFA e APACHE II). | É indicado para rastreio de desnutrição em adultos e idosos. |
| MÉTODO GLIM<br><br>*(Global Leadership Initiative on Malnutrition – GLIM)*<br><br>(Cederholm et al., 2018) | São cinco os critérios utilizados para diagnosticar a desnutrição: perda de peso involuntária, baixo IMC e massa muscular reduzida (fenotípicos) e redução da ingestão alimentar e inflamação/ gravidade da doença (etiológicos). Para ser considerado desnutrido, o paciente deve apresentar ao menos um critério fenotípico e um critério etiológico. | É indicado para rastreio de desnutrição em adultos e idosos em ambiente intra-hospitalar. |

Fonte: elaborado pela autora.

Como apresentado na tabela anterior, o cálculo do IMC (índice de massa corporal) é importante e é utilizado para o diagnóstico da desnutrição em diversas ferramentas. Valores de IMC abaixo de 18,5 kg/m² para adultos, e abaixo de 23 kg/m² indicam graus diferentes de desnutrição, como demonstrado na **Tabela 2.1**.

**Tabela 2.1:** Valores de índice de massa corporal que indicam desnutrição em adultos e idosos.

| Valores de IMC Adultos* | Classificação | Valor de IMC Idosos** | Classificação |
|---|---|---|---|
| 18,4 a 17,0 kg/m² | Desnutrição grau I | | |
| 17,0 a 16,0 kg/m² | Desnutrição grau II | < 22,0 kg/m² | Magreza |
| <16,0 kg/m² | Desnutrição grau III | | |

*Adultos: 18 a 59 anos; **idosos: a partir de 60 anos. IMC: índice de massa corporal.
Fonte: OMS (2008).

Outros métodos de avaliação de risco nutricional baseiam-se na avaliação da composição corporal, como: aferição do peso, dobras cutâneas e circunferências, análise por bioimpedância elétrica, e exames de imagem, como o DEXA (*dual-energy x-ray absorptiometry*), tomografia computadorizada, ressonância magnética e densitometria. A escolha do método será realizada de acordo com o objetivo (prática clínica ou pesquisa) e acesso aos equipamentos, devido ao fato de muitas vezes serem onerosos e indisponíveis em todas as regiões.

Não há uma abordagem única, universalmente aceita, para o diagnóstico e documentação de desnutrição em adultos. A interpretação em conjunto da anamnese, parâmetros antropométricos, inquéritos alimentares e história dietética, avaliação da capacidade funcional, assim como observação de sinais clínicos de redução de massa muscular e deficiência de nutrientes é importante para identificação do risco nutricional. Assim que o risco (ou a desnutrição) for identificado, devem-se definir os objetivos individuais do plano nutricional. As intervenções precisam ser implementadas, verificadas quanto à sua eficácia e ajustadas até que os objetivos do tratamento sejam alcançados.

## INTERVENÇÕES NUTRICIONAIS EM CASOS DE DESNUTRIÇÃO

O tratamento da desnutrição dependerá da gravidade da doença. Os principais objetivos das intervenções nutricionais aqui serão: recuperar o estado nutricional, normalizar alterações orgânicas causadas pela desnutrição, promover o crescimento (em caso de crianças) e a recuperação e manutenção do peso saudável (Toledo *et. al.*, 2018).

### Aporte calórico

Para adequação da oferta calórica, primeiramente deve-se saber qual é a necessidade energética individual. Essa necessidade depende do gasto energético total (GET), influenciado pelo tamanho e composição corporal. A calorimetria indireta é o método-padrão ouro para avaliação do gasto energético de repouso (GER), que fornecerá o GET quando incluídos dados de demanda calórica pela atividade física e pelo consumo alimentar. Entretanto o alto custo, disponibilidade e questões práticas da avaliação tornam a calorimetria indireta um instrumento ainda pouco utilizado (Diener, 1997).

A equação de Harris-Benedict é a mais comumente usada para calcular o GER e estimar as necessidades calóricas totais (GET), levando em consideração atividade e fatores de estresse. A **Tabela 2.2** mostra as equações, diferentes para sexo, assim como a correção para fatores de atividade e de estresse para cálculo do GET.

**Tabela 2.2:** Fórmula de Harris-Benedict e fatores de atividade e estresse

| | Equação |
|---|---|
| Sexo feminino | GEB (kcal/dia) = 655 + (9,6 × P) + (1,7 × E) − (4,7 × I) |
| Sexo masculino | GEB (kcal/dia) = 66 + (13,7 × P) + (5 × E) − (6,8 × I) |
| Para cálculo do GET | GET = GEB × FA × FL × FT<br>Em que: FA: fator atividade (física)<br>FL: fator lesão ou fator injúria<br>FT: fator térmico |

| Fator atividade | Fator lesão | Fator térmico |
|---|---|---|
| | Não complicado 1,0 | |
| | Pequena cirurgia 1,0 a 1,1 | |
| | Grande cirurgia 1,1 a 1,3 | |
| | Infecção grave 1,0 a 1,2 | Normal 1,0 |
| Acamado 1,20 | Infecção moderada 1,2 a 1,4 | 38 °C 1,1 |
| Acamado + móvel 1,25 | Infecção severa 1,4 a 1,8 | 39 °C 1,2 |
| Deambulante 1,30 | Sepse 1,3 | 40 °C 1,3 |
| | Peritonite 1,4 | 41 °C 1,4 |
| | Fratura 1,2 | |
| | Multitrauma reabilitação 1,5 | |
| | Multitrauma + sepse 1,6 | |
| | Queimadura 30-50% 1,7 | |
| | Queimadura 50-70% 1,8 | |
| | Queimadura 70-90% 2,0 | |

GEB: gasto energético basal; GET: gasto energético total; P(kg): peso atual ou peso ideal; E(cm): estatura; I(anos): idade; GET: gasto energético total.
Fonte: Harris e Benedict (1919); Long (1979).

Para pacientes com baixo peso, o cálculo deve ser realizado com o peso ajustado, conforme fórmula a seguir:

$$\text{Peso ajustado} = (\text{peso atual} - \text{peso ideal}) \times 25\% + \text{peso ideal}$$

Existem algumas estratégias alimentares para aumentar o consumo calórico diário, muitas vezes sem aumentar o volume da refeição, o que pode ser difícil para o paciente desnutrido. O modo de preparo, o tipo do alimento e a adição de elementos com maior densidade calórica podem auxiliar:

- Usar leite integral em vez de semidesnatado ou desnatado.
- Usar abacate, manga e outras frutas mais calóricas.
- Adicionar mel, geleias, compotas, cremes, leite condensado às preparações.
- Adicionar leite em pó integral, creme de leite às preparações à base de leite.
- Adicionar azeite, sempre que possível, às preparações.
- Adicionar frutas secas castanhas, amendoim entre as refeições.

**Aporte proteico**

As necessidades de proteína na desnutrição, em especial na desnutrição hospitalar, geralmente são maiores. Isso se deve ao fato de haver maior catabolismo proteico (maior quebra de proteínas) e maior perda de massa proteica corporal total durante a desnutrição (Toledo *et. al.*, 2018). A ESPEN recomenda oferta de 1,2-1,5 g proteínas/kg/dia para indivíduos já desnutridos e/ou idosos (ESPEN, 2017). A **Tabela 2.3** mostra algumas outras recomendações da Toledo *et. al.* para indivíduos desnutridos de acordo com a hospitalização e a doença de base.

**Tabela 2.3:** Recomendações de Toledo *et. al.* (2018) de metas proteicas

| | | |
|---|---|---|
| **Pacientes em enfermarias** | Baixo catabolismo | 1,0 a 1,2 g/kg |
| | Moderado catabolismo | 1,2 a 1,5 g/kg |
| | Alto catabolismo | 1,5 a 2,0 g/kg |
| **Pacientes em UTI** | DRC sem evento catabólico agudo | 0,8 a 1,2 g/kg |
| | Sem terapia renal substitutiva contínua | 1,2 a 2,0 g/kg |
| | Em terapia renal substitutiva contínua | 2,0 a 2,5 g/kg |
| | Obeso grau I | 2,0 g/kg peso ideal |
| | Obeso grau II | 2,5 g/kg peso ideal |

DRC: doença renal crônica; UTI: unidade de terapia intensiva.
Fonte: Toledo *et. al.* (2018).

## Carboidratos e lipídios

As quantidades de carboidratos e lipídios seguem as recomendações das DRIs (2005). Devem ser ofertados de 45 a 65% do Valor Energético Total (VET) em carboidratos e 20 a 35% do VET em lipídios, sendo de 5 a 10% dessa quantidade de ômega-6 (ácido linoleico) e de 0,6 a 1,2% de ômega-3 (ácido alfa-linolênico). Os ácidos graxos poli-insaturados podem ser benéficos devido às suas propriedades anti-inflamatórias.

## Suplementação

Devido ao baixo apetite, ingestão dietética insuficiente e o catabolismo provocado pela desnutrição, muito comumente o tratamento nutricional dessa condição é vinculado ao uso de suplementos alimentares e nutricionais. A deficiência de eletrólitos, sais minerais e vitaminas não é uma ocorrência rara nessa população. Por isso, o uso de suplementos de macro e de micronutrientes pode ser realizado. As quantidades a serem suplementadas dependerão do alcance da ingestão oral e das recomendações, que devem seguir as indicações das DRIs (2005). Essas indicações podem variar de acordo com sexo, idade e outras comorbidades associadas ou primárias à desnutrição.

Contanto que a suplementação oral não atinja as recomendações de ingestão dietética diária, a terapia nutricional pode ser recomendada. Vale destacar que a ingestão dietética excessiva (por qualquer que seja o meio: oral, suplementação ou terapias nutricionais) pode culminar na síndrome da realimentação, também desenvolvendo ou piorando deficiências de micronutrientes. A síndrome da realimentação é uma série de distúrbios metabólicos que ocorrem em resposta à reabilitação nutricional de pacientes com desnutrição, ou seja, aqueles que tiveram nutrição insuficiente por longos períodos de tempo. Os distúrbios podem englobar depleção e desequilíbrios de eletrólitos, sobrecarga de fluidos, arritmia, convulsão, encefalopatia e morte. O correto manejo nutricional e alcance das metas dietéticas reduz o risco da ocorrência desta síndrome (ASPEN, 2020).

# CAPÍTULO 3
# DIABETES MELLITUS E CONTAGEM DE CARBOIDRATOS

**Palavras-chave:** *diabetes mellitus; terapia nutricional; dietoterapia; contagem de carboidratos; alimentos.*

Diabetes *mellitus* é uma doença caracterizada pela elevação permanente da glicemia, podendo apresentar picos hipo ou hiperglicêmicos durante o seu curso. Pode ocorrer devido à deficiência na produção de insulina, à ineficiência da sua ação ou ambos. A estimativa para 2045 é que existam mais de 20,3 milhões de brasileiros com diabetes, e que a prevalência aumente em 45% em todo o mundo (Ramos *et al.*, 2022; Lovic *et al.*, 2020).

A hiperglicemia persistente gera danos micro e macrovasculares, como neuropatia periférica, retinopatia diabética, doenças cerebrovasculares, coronarianas e nefrológicas. Além do tratamento medicamentoso e com esquemas de insulina, mudanças do estilo de vida, exercício físico e tratamento nutricional são fundamentais no controle glicêmico e suas consequências (Ramos *et al.*, 2022).

O diabetes tipo II (DM2) é o mais prevalente, caracterizado por intolerância à glicose e hiperglicemia crônica, principalmente pela resistência periférica à ação da insulina. O tipo I (DM1) é caracterizado pela destruição autoimune das células β-pancreáticas, que, na grande maioria dos casos, leva à deficiência total da produção e excreção de insulina. O DM1 tem manifestação mais comum na infância, com sinais clínicos clássicos, como polidipsia (aumento da fome) e poliúria (aumento do número das micções); adultos também podem ser diagnosticados, porém com sintomas mais diversos (Ramos *et al.*, 2022).

Outros tipos são: o diabetes gestacional, uma das principais complicações da gestação, que aumenta o risco do desenvolvimento do DM2 (Zhu e Zhang, 2016); e o diabetes *insipidus*, distúrbio caracterizado por um alto débito urinário hipotônico, com polidipsia associada de mais de 3 litros por dia (Christ-Crain e Gaisl, 2021).

Devido à maior prevalência, este capítulo abordará os tipos I e II do DM, assim como uma das ferramentas nutricionais mais eficazes no controle glicêmico – a contagem de carboidratos.

## TRATAMENTO NUTRICIONAL DO DIABETES

A terapia nutricional, em conjunto com a insulinoterapia e administração de medicamentos hipoglicemiantes, tem o objetivo de controlar a glicemia e evitar as complicações agudas e crônicas, descritas no **Quadro 3.1**.

**Quadro 3.1:** Possíveis complicações agudas e crônicas do diabetes

| Complicações agudas |
|---|
| **Hipoglicemia:** níveis de glicemia inferiores ao normal, que podem ocorrer por alimentação insuficiente, dosagens de medicamentos e insulina inadequados, excesso de exercícios físicos e uso de álcool. |
| **Cetoacidose:** pode ocorrer quando a quantidade de insulina é insuficiente para uso da glicose, o que culmina na secreção excessiva de hormônios contrarreguladores, como glucagon e cortisol. Ocorre a produção de cetonas e hiperglicemia, que pode ser grave. |

| Complicações crônicas ||
|---|---|
| **Macrovasculares** | **Microvasculares** |
| **Cardiopatias:** principal causa de morte nos diabéticos.<br>**Doença vascular periférica:** principal causa de amputação sem trauma, ocasionada pelo descontrole glicêmico.<br>**Doença cerebrovascular:** o acidente vascular cerebral pode ocorrer devido ao acúmulo de placas ateroscleróticas que obstruem as artérias carótidas. | **Retinopatia:** causa importante de inabilidade visual e redução da qualidade de vida entre adultos e idosos.<br>**Nefropatia:** o diabetes é a principal doença de base da doença renal crônica, associada a alto risco de morte, especialmente cardiovascular.<br>**Neuropatia:** a hiperglicemia persistente altera estruturas das fibras nervosas sensitivas, motoras e autonômicas, que podem ser reversíveis ou permanentes. |

Fonte: elaborado pela autora.

Além disso, a terapia nutricional no diabetes tem o intuito de promover e apoiar padrões alimentares saudáveis, com ênfase na variedade de alimentos ricos em nutrientes, em porções apropriadas, para melhorar a saúde geral dos pacientes. O combate aos mitos na alimentação do diabético é imprescindível para a manutenção do estado nutricional saudável e da qualidade de vida. Para atender às necessidades nutricionais, é fundamental atentar para preferências pessoais e culturais, as possibilidades socioeconômicas e avaliar a disposição e capacidade do paciente em mudanças comportamentais que promovam controle glicêmico, adequação do peso corporal e melhora metabólica (ADA, 2019).

A Sociedade Brasileira de Diabetes publicou em 2022, em sua nova Diretriz Oficial, 14 recomendações gerais aos indivíduos diabéticos, com bons níveis de evidência. Essas recomendações estão resumidas no **Quadro 3.2**.

**Quadro 3.2:** Recomendações da Diretriz Oficial da Sociedade Brasileira de Diabetes (2022) para diabéticos e pré-diabéticos

| | Recomendações para diabéticos e pré-diabéticos |
|---|---|
| 1 | Restrição calórica associada e exercícios físicos são recomendados a pessoas com pré-DM, sobrepeso e obesidade, para reduzir o risco de DM2. |
| 2 | Consumo de 25-30 g de fibras por dia para reduzir o risco de DM2. |
| 3 | Redução do consumo de bebidas contendo açúcares naturais ou adicionados, pela associação a maior risco de desenvolver DM2. |
| 4 | Perda de pelo menos 5% do peso corporal inicial para aqueles com DM2 e sobrepeso e obesidade, para melhora do controle glicêmico. |
| 5 | Dieta balanceada, com restrição de carboidratos simples ou refinados de rápida absorção para melhorar o controle glicêmico no DM2. |
| 6 | Em adultos, não gestantes, com pré-diabetes ou DM2, a redução de carboidratos totais pode ser considerada para melhora do controle glicêmico. |
| 7 | A utilização do índice glicêmico e da carga glicêmica para melhorar o controle glicêmico em pessoas com DM2 pode ser considerada. |
| 8 | Em pessoas com DM2, com função renal preservada, consumo de proteínas entre 15 e 20% do VET (1,0 a 1,5 g/kg/dia). |
| 9 | Priorizar o uso de ácidos graxos mono e poli-insaturados, por estarem associados a menor incidência de doenças cardiovasculares. |

| 10 | Uso de fibras dietéticas na quantidade 14 g/1.000 kcal, com um mínimo de 25 g por dia. |
|---|---|
| 11 | A utilização de fórmulas nutricionais especializadas para diabetes (oral ou enteral) pode ser considerada. |
| 12 | O uso de suplementos nutricionais como substitutos parciais de refeições pode ser considerado como estratégia nutricional para redução de peso em pessoas com sobrepeso/obesidade e com pré-diabetes e DM2. |
| 13 | Para melhorar a adesão, a redução de peso e o controle glicêmico em pessoas com DM2 e pré-diabetes, é aconselhável participar de grupos de mudança de estilo de vida e educação nutricional. |
| 14 | É recomendado, quando disponível, o acompanhamento individualizado da terapia nutricional, com nutricionista, para otimizar a adesão e melhorar o controle glicêmico em pacientes com DM2. |

Pré-DM: pré-diabético; DM2: diabetes *mellitus* tipo II; VET: valor energético total Fonte: Adaptado de Ramos et al. (2022).

Indivíduos com o chamado "pré-diabetes" (pré-DM) apresentam elevado risco para desenvolver DM2. Cerca de 25% dos pacientes pré-DM evoluem para DM2, e 25% revertem para a normalidade. Indivíduos mais idosos, com sobrepeso ou com outros fatores de risco, como o histórico familiar de DM2, a presença de síndrome metabólica, a presença prévia de doença cardiovascular, o histórico de DM gestacional (DMG), entre outros, têm ainda maior risco de desenvolver DM2 (Giacaglia *et al.*, 2022). Sendo assim, as recomendações dietéticas mudanças comportamentais acima também direcionam a redução do risco de DM2 àqueles com pré-DM.

**Aporte calórico**

Como descrito no **Quadro 3.2**, o paciente diabético (ou pré-DM) deve alcançar seu peso corporal saudável. Assim sendo, a restrição calórica é recomendada em casos de sobrepeso e obesidade. A estratégia nutricional em torno das calorias deve ser individualizada e adaptada à rotina de cada paciente para incentivar a perda de peso. Ainda, a perda de peso deve ser programada de acordo com o plano de tratamento considerando o tempo, a idade, a rotina, as patologias e disponibilidade do paciente (Ramos, 2022).

## Aporte proteico

Segundo a American Diabetes Association (ADA), a recomendação de ingestão proteica é de 1,0 a 1,5 g/kg/dia – 20 a 30% do VET (ADA, 2019), desde que complicações renais não sejam comorbidades. Nesses casos, a ingestão proteica pode variar de 0,5 a 0,6 g/kg/dia, na doença renal crônica (DRC) em estágios conservadores e pré-diálise, de 1,0 a 1,2 g/kg/dia em hemodiálise e de 1,1 a 1,5 g/kg/dia em casos de diálise peritoneal (Ikizler *et al.*, 2020).

Valores entre 20 e 30% de proteínas na dieta são capazes de promover balanço nitrogenado positivo, auxiliar na prevenção da sarcopenia, controle glicêmico e favorecer a saciedade. A leucina, aminoácido essencial, mostra-se importante na manutenção da massa muscular, devendo ter suas necessidades atingidas em conjunto com a oferta proteica. As quantidades de proteínas podem variar de acordo com a faixa etária, comorbidades e fatores de crescimento; por isso, a recomendação deve ser totalmente individualizada (Ramos, 2022).

## Aporte de carboidratos e de fibras alimentares

Os carboidratos têm como principal função a oferta de energia para células e órgãos, e são utilizados pelo cérebro como única fonte energética. A Sociedade Brasileira de Diabetes recomenda a redução de carboidratos simples ou refinados de rápida absorção, para promover melhor controle glicêmico, mas a redução da porcentagem dos carboidratos totais na dieta ainda é controversa, uma vez que suas fontes alimentares também apresentam vitaminas, sais minerais e fibras (Ramos, 2022). Assim, as quantidades ofertadas de carboidratos devem ser de 45 a 65% do VET, seguindo as recomendações das DRIs (2005), com preferência a carboidratos vindos de frutas, legumes, cereais integrais, raízes e tubérculos, e evitar aqueles alimentos com açúcares adicionados e açúcares simples, que normalmente apresentam um índice glicêmico maior.

Dietas para controle da glicemia que utilizam como estratégia principal o índice glicêmico ainda são controversas. As poucas evidências disponíveis na literatura mostram que esse manejo dietético pôde reduzir a hemoglobina glicada e a glicemia de jejum, porém não em níveis tão significativos, e por tempo tão prolongado, que pudessem recomendá-lo para a melhor compensação do DM (Ojo *et al.*, 2018; Wolever *et al.*, 2008).

As fibras contidas naturalmente nos alimentos ajudam a reduzir o índice glicêmico deles, assim como as proteínas e as gorduras, pela lentificação da digestão e quebra das cadeias de carboidratos do alimento (Ramos, 2022). Têm sido muito estudadas e recomendadas no controle glicêmico, porém devem ser ofertadas aos poucos até se atingirem as recomendações de 14 g/1.000 kcal/dia, ou no mínimo 25 g/dia, para que eventuais desconfortos gástricos sejam minimizados. Fontes naturais de fibras são as frutas inteiras, vegetais, leguminosas e cereais integrais.

**Uso de adoçantes não nutritivos**

O uso de edulcorantes é fonte de debate há décadas. O uso de adoçantes não nutritivos, ou seja, aqueles que não oferecem calorias ou outros nutrientes, sendo eles naturais ou artificiais, não têm benefícios ou efeitos deletérios comprovados pela ciência até o momento (Ramos, 2022). Podem ser utilizados para adoçar bebidas ou alimentos no lugar do açúcar, porém essa ação não é suficiente para gerar controle glicêmico satisfatório, devendo a rotina alimentar como um todo ser equilibrada.

## Aporte de gorduras

Indivíduos diabéticos têm as mesmas recomendações de ingestão de lipídios da população geral, ou seja, de 20 a 35% do VET (DRIs, 2005), sendo necessário cuidado para não ingerir mais do que 6% do VET de gorduras saturadas e manter a prioridade para ácidos graxos mono e poli-insaturados, com vistas a promover proteção cardiovascular (Ramos, 2022).

## MICRONUTRIENTES

Alguns micronutrientes apresentam ações importantes no controle glicêmico, seja na secreção e/ou uso da insulina, seja no metabolismo dos carboidratos. Os principais micronutrientes com essas ações estão listados no Quadro 3.3.

**Quadro 3.3:** Micronutrientes importantes no controle glicêmico

| Micronutriente | Ação | Recomendação |
|---|---|---|
| Zinco | Fundamental na síntese, estocagem e na liberação de insulina, além de sua ação antioxidante que promove proteção contra radicais livres. | Mulheres: 8 mg<br>Homens: 11 mg |
| Selênio | Anti-inflamatório e antioxidante que atua na regulação de enzimas da sinalização da insulina e no metabolismo dos carboidratos. Seu excesso pode aumentar o risco de DM2. | Mulheres: 55 mg<br>Homens: 55 mg |
| Cromo | Participa da captação de glicose pelas células, além de facilitar a ligação da insulina ao seu receptor. | Mulheres: 25 mg<br>Homens: 35 mg |
| Magnésio | É cofator essencial de diversas enzimas do metabolismo de carboidratos. | Mulheres: 310 mg<br>Homens: 420 mg |
| Vitamina D | Aumenta captação hepática e periférica da glicose, favorece a secreção de insulina e tem ação antioxidante no pâncreas. | Mulheres: 8 mg<br>Homens: 5 mg |

Fonte: adaptado de Marreiro, *et al.*, 2019.

A mudança de estilo de vida no DM, tanto no tipo I quanto no tipo II, é essencial para garantir controle glicêmico e metabólico e prevenir, ou melhor, tratar as consequências do DM. Assim sendo, o equilíbrio entre a insulinoterapia e os medicamentos prescritos pelos médicos, bem como exercícios físicos frequentes (150 minutos/semana) e adequação da rotina alimentar são fundamentais e devem ser bem controlados no dia a dia da população diabética.

A contagem de carboidratos equilibra a quantidade de insulina a ser aplicada, com a glicemia sérica e a quantidade de carboidratos dos alimentos e refeições ingeridos. Para utilizar a contagem de carboidratos, é necessário, a princípio, avaliar quantos gramas de carboidratos os alimentos e preparações apresentam, por meio da leitura dos rótulos e informações nutricionais dos produtos, uso de tabelas de composição dos alimentos e de listas específicas de contagem de carboidratos. A quantidade de insulina aplicada dependerá da quantidade de carboidratos da refeição. No geral, a regra é: 1 unidade de insulina (ultrarrápida) para cada 15 g de carboidratos. A **Tabela 3.1** mostra de quais alimentos os carboidratos devem ou não ser contabilizados:

**Tabela 3.1:** Listas de alimentos considerados e não considerados na contagem de carboidratos

| Alimentos | Sim | Não |
|---|---|---|
| Açúcar e mel | X | |
| Água, café, chá e adoçantes | | X |
| Alimentos que contêm açúcar | X | |
| Arroz | X | |
| Azeite, maionese e creme de leite | | X |

| | | |
|---|---|---|
| Biscoitos | X | |
| Carnes | | X |
| Cereais | X | |
| Frutas e sucos | X | |
| Iogurte | X | |
| Legumes | X | |
| Leite | X | |
| Massas | X | |
| Pães | X | |
| Queijo | | X |
| Vegetais | | X |

Fonte: elaborada pela autora.
**Importante:** devem-se evitar picos de hipoglicemia. A hipoglicemia é diagnosticada quando a glicemia medida gera valores inferiores a 70 mg/dL. Para correção de um episódio de hipoglicemia (entre 50-70 mg/dL), devem ser ingeridos cerca de 15 g de carboidratos: 150 mL de refrigerante comum ou 1 colher (de sopa) de açúcar, ou 1 gel de glicose, ou 3 balas. Caso a glicemia esteja abaixo de 50 mg/mL, duplicar a dose (30 g de carboidratos). É necessário esperar 15 minutos e realizar nova medida da glicemia; se ainda estiver hipoglicêmico, repetir a dose.
(Sociedade Brasileira de Diabetes. Manual de Contagem de Carboidratos para Pessoas com Diabetes, 2016).

Medições glicêmicas frequentes tendem a demonstrar se a contagem de carboidratos está sendo realizada corretamente e se tem induzido melhor controle glicêmico ao longo dos dias. Vale ressaltar que a adequação das quantidades de insulina deve ser realizada junto ao médico, que irá prescrever doses de correção e indicar quais tipos do hormônio devem ser aplicados.

# CAPÍTULO 4
# DIETOTERAPIA NAS DOENÇAS CARDIOVASCULARES

**Palavras-chave:** *hipertensão arterial; infarto do miocárdio; doença arterial coronariana; insuficiência cardíaca; dietoterapia.*

As doenças cardiovasculares (DCV) são a principal causa de morte no Brasil e no mundo. Segundo dados atuais da Organização Mundial da Saúde (OMS), as DCV foram responsáveis pela morte de quase 9 milhões de pessoas no planeta de 2000 a 2019, e de 3,8 milhões de brasileiros no mesmo período (WHO, 2019). É um grupo notável de doenças cujo órgão-alvo afetado é o coração. Entre elas, estão: hipertensão arterial (HA), infarto agudo do miocárdio (IAM), doença arterial coronariana (DAC), insuficiência cardíaca (IC) e doenças cerebrovasculares. Este capítulo abordará as principais recomendações nutricionais no tratamento destas condições.

Tanto a prevenção quanto o tratamento dessas doenças dependem da compreensão e controle dos seus fatores de risco, que se dividem em modificáveis e não modificáveis. Os modificáveis ainda podem ter natureza biológica e comportamental. O **Quadro 4.1** mostra esses fatores.

## Quadro 4.1: Fatores de risco modificáveis e não modificáveis para as doenças cardiovasculares

| Fatores de risco | Características |
|---|---|
| **Modificáveis de natureza biológica** ||
| Dislipidemia | Hipertrigliceridemia e valores aumentados de LDL-c são fatores de risco especialmente para DAC (Yusuf et al., 2004). |
| Diabetes *mellitus* | Diabéticos apresentam risco de 2 a 5 vezes maior de IC quando comparados a indivíduos não diabéticos (Siqueira et al., 2007). |
| Obesidade | Associada frequentemente a hipertensão, AVC, IC, diabetes e outras doenças crônicas. |
| Hipertensão | Um dos mais importantes fatores de risco para DCV (Faludi et al., 2017). |
| **Modificáveis de natureza comportamental** ||
| Padrão alimentar | Consumo excessivo de sódio, gorduras saturadas e *trans* e colesterol (Arnett et al., 2019). |
| Sedentarismo | A recomendação é que se façam 150 minutos de exercícios leves ou 75 minutos de exercícios moderados semanalmente para reduzir o risco de DVC (Arnett et al., 2004). |
| Tabagismo | As DCV são as principais causas de óbito entre os fumantes (National Center, 2014). |
| Etilismo | O consumo de bebidas alcoólicas têm estreita relação com HA, sendo o efeito dependente da quantidade de álcool ingerida (Arnett et al., 2019). |
| **Não modificáveis** ||
| Predisposição genética | Fator de alto risco para DCV: histórico familiar de parente de primeiro grau com DCV prematura (Faludi et al., 2017). |
| Sexo | 5 e 20% nos homens e entre 5 e 10% nas mulheres (Faludi et al., 2017). |
| Idade | Fator de alto risco para DCV: Idade ≥48 anos no homem e ≥54 anos na mulher (Faludi et al., 2017). |

Além dos fatores de risco, as DCV podem ter em comum a aterosclerose, processo inflamatório de caráter crônico e multifatorial. Na aterosclerose, existe a formação de placas (placas ateroscleróticas) compostas por lipoproteínas plasmáticas, moléculas de junções leucocitárias, macrófagos e LDL (*low density lipoprotein*) oxidada, que lesionam a camada íntima de artérias de médio e grande calibres e limita a circulação sanguínea pela obstrução das artérias (Faludi et al., 2017). Diante da dificuldade de circulação, órgãos como coração e cérebro são prejudicados.

Diante disso, nota-se relação direta entre DCV e as dislipidemias, que têm como parte fundamental do tratamento a adequação do consumo alimentar – veja mais sobre isso no **Capítulo 5** (Dislipidemias). Não é apenas o consumo de gorduras que deve ser adequado, uma vez que o metabolismo dos lipídios é integrado à ação da insulina e metabolismo dos carboidratos. Assim, a adequação da rotina alimentar como um todo deve ser alvo de adequação do nutricionista, que deve fazer modificações viáveis de serem realizadas no dia a dia do paciente, tendo em vista acessibilidade aos alimentos e preparações, e individualização nas prescrições.

Além da adequação dietética, o incentivo a mudanças do estilo de vida, como abandono do sedentarismo, do tabagismo e do etilismo deve ser realizado, pois também fazem parte da lista de fatores modificáveis e contribuem na redução, principalmente no controle de doenças crônicas como obesidade, HA e DM, assim como na redução de LDL (Faludi *et al.*, 2017).

## TRATAMENTO NUTRICIONAL NAS DCV

### Energia

A quantidade de calorias ofertadas dependerá do estado nutricional do paciente. Indivíduos com sobrepeso/obesidade podem apresentar necessidade de restrição calórica, uma vez que o alcance de peso corporal saudável é parte importante tanto para a prevenção quanto para o tratamento das DCV. A restrição calórica pode ser realizada com déficits de 500 a 1.000 kcal/dia, ou acima de 1.000 kcal/dia se tiver indicações de perda de peso mais intensa e rápida (ver mais sobre restrição calórica no **Capítulo 1 – Obesidade**). Indivíduos com baixo peso, magreza ou desnutrição precisam, da mesma forma, atingir um peso metabolicamente saudável.

A oferta calórica pode ser baseada no cálculo das necessidades energéticas totais, pela predição da equação de Harris-Benedict (1919) e ajustada de acordo com os fatores atividade, febre e injúria, descritos abaixo (**Tabela 4.1**).

**Tabela 4.1:** Fórmula de Harris-Benedict e fatores de atividade e estresse

| | Equação | |
|---|---|---|
| Sexo feminino | GEB (kcal/dia) = 655 + (9,6 × P) + (1,7 × E) − (4,7 × I) | |
| Sexo masculino | GEB (kcal/dia) = 66 + (13,7 × P) + (5 × E) − (6,8 × I) | |
| Para cálculo do GET | GET = GEB × FA × FL × FT<br>Em que: FA: fator atividade (física)<br>FL: fator lesão ou fator injúria<br>FT: fator térmico | |
| **Fator atividade**<br><br>Acamado 1,20<br>Acamado + móvel 1,25<br>Deambulante 1,30 | **Fator lesão**<br>Não complicado 1,0<br>Pequena cirurgia 1,0 a 1,1<br>Grande cirurgia 1,1 a 1,3<br>Infecção grave 1,0 a 1,2<br>Infecção moderada 1,2 a 1,4<br>Infecção severa 1,4 a 1,8<br>Sepse 1,3<br>Peritonite 1,4<br>Fratura 1,2<br>Multitrauma reabilitação 1,5<br>Multitrauma + sepse 1,6<br>Queimadura 30-50% 1,7<br>Queimadura 50-70% 1,8<br>Queimadura 70-90% 2,0 | **Fator térmico**<br><br>Normal 1,0<br>38 °C 1,1<br>39 °C 1,2<br>40 °C 1,3<br>41 °C 1,4 |

GEB: gasto energético basal; GET: gasto energético total; P(kg): peso atual ou peso ideal; E(cm): estatura; I(anos): idade; GET: gasto energético total. (Harris e Benedict, 1919; Long, 1979)
A fórmula de bolso pode ser utilizada: 20 a 30 kcal/kg/dia. Porém vale ressaltar que é mais subjetiva e imprecisa do que as fórmulas preditivas citadas acima.

**Macro e micronutrientes**

As recomendações de proteínas e de gorduras baseiam-se nas indicações para indivíduos com dislipidemias – veja no **Capítulo 5**. As recomendações dos micronutrientes (vitaminas e sais minerais) podem ser baseadas nas indicações das DRIs (2005).

## PARTICULARIDADES NO TRATAMENTO NUTRICIONAL DAS DCV

### Infarto Agudo Do Miocárdio (IAM) e Insuficiência Cardíaca (IC)

Ao iniciar a alimentação em casos de IAM e IC, fracionar a dieta de 4 a 6 refeições/dia, em pequenos volumes e várias vezes ao dia, a fim de evitar sobrecarga do trabalho cardíaco no processo de digestão. A consistência das primeiras refeições deve ser líquido-pastosa, para facilitar a mastigação, deglutição e a digestão, igualmente com o intuito de evitar a sobrecarga cardíaca. Temperaturas extremas (muito quente/muito frio) também devem ser evitadas, e a dieta pode voltar ao normal após 4 ou 5 dias do evento do IAM (Bricarello, 2019; Cuppari, 2014).

A IC é uma síndrome que torna o coração incapaz de ofertar oxigênio em taxa adequada aos tecidos, ou o faz à custa de elevação da sua pressão de enchimento. A IC é caracterizada por uma disfunção estrutural ou funcional do coração, que compromete sua capacidade de se encher de sangue ou de ejetá-lo. Com isso, o paciente pode apresentar alterações fisiológicas importantes, que resultam em deterioração do estado nutricional:

- Compressão gástrica e congestão hepática.
- Plenitude pós-prandial.

- Edema de alças intestinais com redução da capacidade absortiva.
- Náusea, anorexia, dispneia e fadiga.
- Redução da ingestão oral.
- Perda ponderal progressiva.
- Alterações imunológicas e neuroendócrinas.
- Fraqueza dos membros, fadiga e dispneia.
- Efeitos colaterais da farmacoterapia.
- Diagnóstico de caquexia cardíaca (síndrome de definhamento grave).

Na caquexia cardíaca, o indivíduo é acometido por redução de peso involuntária intensa (acima de 6% em 6 meses), perda de tecido adiposo, de massa corporal magra e da densidade óssea, além do balanço negativo de energia e de nitrogênio. A prevalência da caquexia cardíaca pode variar de 8 a 42%, dependendo dos critérios de diagnóstico e de características população do estudo (Okoshi *et al.*, 2017).

Uma equipe multidisciplinar é o padrão-ouro para acompanhamento de pacientes com IC e suas múltiplas comorbidades. A IC está associada a prognóstico reservado e frequentes morbidades, tratamentos complexos e polifarmácia, que implicam alterações do estilo de vida e comprometimento da qualidade de vida do paciente e da família, demandando acompanhamento permanente da equipe de saúde. O tratamento dietoterápico e modificações do estilo de vida, como abstinência total do álcool, supressão do tabagismo e atividade física orientada, são fundamentais (Bricarello, 2019; Cuppari, 2014).

O tratamento dietoterápico na IC deve ter início com correto diagnóstico nutricional, com base na avaliação antropométrica, bioquímica e histórico de ingestão alimentar (Cuppari, 2014).

Os objetivos na IC são fornecer energia e nutrientes necessários para minimizar a perda de peso, recuperar o estado nutricional e ainda assim evitar a sobrecarga cardíaca, conforme sumariza o **Quadro 4.2**.

**Quadro 4.2:** Oferta de energia e nutrientes na insuficiência cardíaca

| Nutrientes | Recomendações |
|---|---|
| Energia | GET (Harris e Benedict) + fator lesão + fator térmico + fator atividade física |
| | Utilizar peso atual e em casos de retenção hídrica (utilizar peso seco) e obesidade (peso ajustado) |
| | Fórmula de bolso: |
| | 28 kcal/kg para pacientes eutróficos |
| | 32 kcal/kg para pacientes desnutridos |
| Carboidratos | 50 a 60% do valor calórico total |
| | Excesso de carboidratos (alta carga glicêmica): pode agravar a resistência à insulina, comumente encontrada em pacientes com IC, representando mau prognóstico. |
| Proteínas | Indicação para desnutridos: 1,5-2 g/kg/dia |
| | Indicação para eutrófico: 1,1 g/kg/dia |
| | Indicação para ↓ função renal: 0,8 g/kg/dia |
| | A relação caloria/grama de nitrogênio deve ficar entre 120 e 160, de preferência uma relação em torno de 150. |
| | Peso atual deve ser utilizado para cálculo. |
| | Se edema: utilizar o peso seco. |
| Gorduras | 25 a 35% do VET, com ênfase às gorduras mono e poli-insaturadas, em especial aos ácidos graxos da série ômega-3 (1 g/dia), e níveis reduzidos de gorduras saturadas e *trans*. Ajuste de dislipidemias, se houver. |
| Fibras alimentares | 20 a 30 g/dia, para prevenir obstipação intestinal e consequente esforço para evacuar; pode predispor alterações no ritmo cardíaco. |
| Sódio | A restrição é variável, dependendo da classe funcional e da situação clínica do paciente. Restrição excessiva de sódio (<5 g de sal por dia), em comparação com dieta com teor normal de sódio (~7 g de sal por dia), pode associar-se a efeitos deletérios nos pacientes com IC crônica. É prudente recomendar que se evite ingestão excessiva de sódio (em níveis >7 g de sal cloreto de sódio por dia) para todos os pacientes com IC crônica. |
| Líquidos | Em média, a ingestão de líquidos sugerida é de 1,0 a 1,5 L/dia em pacientes sintomáticos com risco de hipervolemia. Não é possível estabelecermos recomendações específicas e detalhadas sobre o emprego de restrição hídrica em pacientes com IC crônica. |

GET: gasto energético total; IC: insuficiência cardíaca; VET: valor energético total.
Fonte: adaptado de Faludi *et al.* (2017); Arnett *et al.* (2019).

Outros micronutrientes também devem ser considerados nas DCV, como potássio, cálcio e magnésio. O potássio pode estar reduzido como uso de diuréticos, portanto a oferta de alimentos ricos no mineral deve acontecer, como frutas, verduras e legumes; em casos de deficiência, a reposição medicamentosa deve ser considerada. Cálcio e magnésio, se estiverem em níveis séricos reduzidos, podem acarretar arritmias cardíacas; assim, também deve-se considerar a oferta alimentar adequada para atingir as recomendações diárias, que é de 420 mg de magnésio para homens e 320 mg para mulheres, e 1.000 mg de cálcio para homens e mulheres (DRIs, 2005).

As vitaminas solúveis (A, D, E e K) devem ser repostas caso o paciente apresente má absorção de gorduras ou use medicamentos que limitem essa absorção. Outras recomendações estão no **Quadro 4.3**.

**Quadro 4.3:** Recomendações adicionais na dietoterapia nas DVC

| |
|---|
| Evitar alimentos flatulentos para reduzir esforço: brócolis, acelga, couve-flor, agrião, cebola, pimentão, queijos temperados. |
| Evitar alimentos ultraprocessados, com excesso de sódio, gordura saturada e gordura *trans*. |
| Consumir gorduras de boa qualidade (mono e poli-insaturadas), como as presentes no abacate, linhaça, gergelim e óleos vegetais, em especial o azeite extravirgem. |
| Incluir fibras solúveis e insolúveis (20-30 g), encontradas nas frutas (casca e polpa) e outros vegetais, além de cereais como quinoa e aveia. |

Fonte: elaborado pela autora.

### Hipertensão Arterial (HA)

A hipertensão é um dos principais fatores de risco para as DCV e associa-se frequentemente a lesões em órgãos-alvo, como o coração, cérebro, vasos, rins e retinas. Entre os principais fatores de risco para a HA, destacam-se: idade e gênero (mulher

>65 anos e homem >55 anos), obesidade central, dislipidemias, resistência à insulina, sedentarismo, tabagismo e questões dietéticas, como a diminuição da ingestão de potássio e aumento do consumo de sódio, por risco de aumento importante da volemia (Faludi *et al.*, 2017).

O tratamento nutricional na HA é de suma importância, pois pode auxiliar no controle da pressão arterial, proteger os órgãos-alvo e prevenir desfechos cardiovasculares e renais.

O nutricionista aqui deve agir para alcançar adequação do peso corporal, porcentagem de gordura e circunferência da cintura, redução do consumo de bebidas alcoólicas, além de auxiliar no controle de comorbidades, como diabetes e dislipidemia. O **Quadro 4.4** ilustra alguns dos principais focos no tratamento nutricional na HA.

**Quadro 4.4:** Principais focos do tratamento nutricional na HA

| Fator | Tipo de intervenção nutricional | Como fazer | Impactos na PAS |
|---|---|---|---|
| Adequação do peso corporal | Manutenção do peso saudável e alcance do percentual saudável de gordura, principalmente a abdominal | Alcançar peso ideal, de acordo com sexo, idade e nível de atividade física. | -2/3 mmHg |
| Estilo dietético saudável | Dieta estilo DASH (*dietary approach to stop hypertension*) | Dieta rica em grãos, laticínios magros, frutas, vegetais. Baixo consumo de gorduras saturadas e *trans*. | -3 mmHg |
| Redução do consumo de sódio e aumento do consumo de potássio | Ajustes na dieta | Ideal: <2 g de sal e de 3,5 a 5 g de potássio/dia | -2/3 mmHg |
| Ingestão de álcool | Controle | Aos que já fazem uso: Máximo de 30 g de álcool para homens e 15 g para mulheres | -4/5 mmHg |

PAS: pressão arterial sistêmica.
Fonte: elaborado pela autora.

A dieta DASH (*dietary approaches to stop hypertension*) foi testada pela primeira vez há mais de 20 anos e demostrou que uma rotina alimentar rica em frutas, vegetais e laticínios com baixo teor de gordura conseguiu reduzir a pressão arterial sistólica de forma mais significativa do que as dietas apenas ricas em frutas ou vegetais. Desde então, diversos estudos clínicos sugerem que a dieta DASH isolada ou combinada com outras mudanças no estilo de vida, como restrição de sódio, perda de peso e/ou exercícios, é eficaz no controle da pressão arterial (Filippou et al., 2020).

As recomendações dietéticas gerais para seguimento da dieta DASH são: escolher alimentos que contenham pouca gordura saturada, colesterol e gordura total, como aves e peixes; comer muitas frutas e hortaliças; incluir laticínios desnatados ou semi-desnatados; preferir os alimentos integrais, como pães, cereais e massas integrais, ou aqueles feitos com trigo integral; comer oleaginosas, sementes e grãos; reduzir a adição de gorduras, utilizar a margarina *light* e óleos vegetais insaturados, como azeite, soja, milho e canola; evitar a adição de sal aos alimentos, evitar molhos e caldos prontos, assim como produtos industrializados; diminuir o consumo de doces e bebidas com açúcar (Sacks *et al.*, 1995). As quantidades de porções desses alimentos são:

- **Frutas:** 4 ou 5 porções diárias (tamanho da porção: 1 fruta, ou 177 mL de suco de frutas, ou ¼ de xícara de frutas secas, ou ½ xícara de frutas frescas, congeladas ou enlatadas.
- **Vegetais:** 4 ou 5 porções (tamanho da porção: 1 xícara de folhas cruas, ½ xícara de vegetais cozidos ou 177 mL de suco de vegetais).
- **Laticínios:** 2 ou 3 porções (tamanho da porção: 237 mL de leite, ou 1 xícara de iogurte ou 42 g de queijo).

- **Grãos e derivados:** 7 ou 8 porções (tamanho da porção: 1 fatia de pão, 1 xícara de milho, aveia, granola ou arroz integral).
- **Carnes magras, aves e peixes:** ≤2 porções (tamanho da porção: 85 g de carne magra, aves sem pele ou peixes).
- **Nozes, sementes e leguminosas:** 4 ou 5 porções por semana (tamanho da porção: 1/3 de xícara de nozes, ou 1 colher (de sopa) de sementes ou ½ xícara de feijão cozido).

É interessante notar que a dieta DASH não enfoca nutrientes isolados ou suplementados, mas equilibra macro e micronutrientes de uma maneira considerada ideal para redução expressiva dos níveis de pressão arterial. A quantidade e qualidade das gorduras, o teor de proteínas e a complexidade dos carboidratos garantem a harmonia de uma dieta rica em nutrientes e em sabores e ainda praticável no dia a dia. Além disso, a dieta DASH inclui ofertas equilibradas de sódio, potássio, magnésio e cálcio, substâncias essenciais para o melhor controle da pressão arterial, por meio do equilíbrio entre constrição e dilatação vascular e natriurese (Filippou *et al.*, 2020).

Outras substâncias cuja suplementação tem evidências de significativa redução da PA são: potássio (90-120 mmol/dia), vitamina C (500 mg/dia), peptídeos bioativos derivados de alimentos (2,6-1.500 mg/dia) alho (12,3-2.400 mg/dia), fibras dietéticas (11,5 g/dia), linhaça (moída) (28-60 g/dia), chocolate amargo (cacau) (46-100 g/dia), soja (substituindo 25 g de proteína dietética), nitratos orgânicos (5,5 ± 9,2 mmol + 140-500 mL de suco de beterraba/dia) e ômega-3 (3 a 4 g/dia) (Faludi *et al.*, 2017).

## DIETAS VEGETARIANAS

As dietas à base de vegetais (*plant-based diets*) mostram-se atualmente eficazes para melhorar os fatores de risco de DCV. Isso se deve a melhora do perfil cardiometabólico, notável entre os vegetarianos que excluem predominantemente carne, peixes e aves de sua dieta, quando comparados a indivíduos que consomem carnes. Esse estilo dietético garante menor prevalência de hipertensão, hipercolesterolemia e diabetes *mellitus* tipo 2, assim como menor prevalência de sobrepeso e obesidade (Dybvik *et al.*, 2023).

## INDICAÇÃO DE TERAPIA NUTRICIONAL

Se a ingestão oral do paciente com DCV estiver abaixo de 60% das suas necessidades diárias, é necessário iniciar suplementação via oral. Suplementos hipercalóricos e hiperproteicos, com quantidades baixas de sódio e adequadas nos outros nutrientes devem ser considerados, principalmente se forem de baixo volume, para limitar o esforço cardíaco e evitar excesso de líquidos. Iniciada a suplementação via oral, deve-se monitorar a evolução do paciente; e, caso não haja melhora, a dieta enteral deve ser iniciada.

# CAPÍTULO 5
## DIETOTERAPIA NAS DISLIPIDEMIAS

**Palavras-chave:** *colesterol; triglicerídeos; dislipidemia; dietoterapia; alimentos; nutrição.*

As dislipidemias (DLP) são um grupo de doenças em que os lipídios séricos estão em desequilíbrio. A classificação laboratorial das DLP sofreu modificações na Atualização da Diretriz Brasileira de Dislipidemias e Prevenção da Aterosclerose de 2017 (Faludi, 2017), e os valores referenciais e os alvos terapêuticos foram determinados de acordo com o risco cardiovascular individual e com o estado alimentar. Assim, as DLPs podem ser classificadas como:

- **Hipercolesterolemia isolada:** aumento isolado do LDL-c (LDL-c ≥160 mg/dL).
- **Hipertrigliceridemia isolada:** aumento isolado dos triglicérides (TG ≥150 mg/dL ou ≥ 175 mg/dL, se a amostra for obtida sem jejum).
- **Hiperlipidemia mista:** aumento do LDL-c (LDL-c ≥ 160 mg/dL) e dos TG (TG ≥150 mg/dL ou ≥175 mg/dL, se a amostra for obtida sem jejum). Se TG ≥400 mg/dL, o cálculo do LDL-c pela fórmula de Friedewald é inadequado, devendo-se considerar a hiperlipidemia mista quando o não HDL-c ≥190 mg/dL.
- **HDL-c baixo:** redução do HDL-c (homens <40 mg/dL e mulheres <50 mg/dL) isolada ou em associação ao aumento de LDL-c ou de TG.

As DLPs podem ter como causas a genética (causa primária) e, como secundárias, o estilo de vida inadequado, certas condições mórbidas ou medicamentos. Doenças crônicas como a doença renal, hepatopatia, diabetes tipo II e obesidade podem fazer com que os lipídios séricos – como o colesterol total, HDL-c e os triglicerídeos – fiquem em desequilíbrio, assim como o sedentarismo e a alta ingestão de gorduras, em especial as gorduras *trans* (Faludi, 2017). Diante disso, a adequação da alimentação é parte essencial na terapia das DLPs. A terapia nutricional faz parte do tratamento não medicamentoso das DLPs, e é sobre ela que este capítulo irá tratar.

### TERAPIA NUTRICIONAL NAS DLPS

A literatura atual aponta que o profissional nutricionista deve focar a intervenção dietética no padrão alimentar para tratamento das DLPs, e não nos nutrientes de forma isolada. O padrão alimentar saudável é enfatizado na promoção de escolhas mais adequadas na seleção dos alimentos, suas formas de preparo e as quantidades a serem consumidas. Dietas como a DASH (*dietary approaches to stop hypertension*) (Sacks *et al.*, 1999), a INTERHEART (Yusuf *et al.*, 2004) e a PREDIMED (*PREvención con DIeta MEDiterránea*) (Estruch *et al.*, 2006) recomendam o consumo de alimentos naturais e pobres em gorduras saturadas e gorduras trans, e o "Guia Alimentar para a População Brasileira" (Brasil, 2014) reforça essas recomendações, promovendo também educação alimentar nos momentos de preparo e consumo das refeições.

O **Quadro 5.1** mostra as características principais dessas dietas, e o **Quadro 5.2** mostra os 10 passos para alimentação saudável, incluídos no "Guia Alimentar" (Brasil, 2014).

## Quadro 5.1: Características das dietas DASH, INTERHEART e PREDIMED

| Dieta | População estudada | Características dietéticas | Principais achados clínicos |
|---|---|---|---|
| DASH | 459 adultos americanos, PA não tratada de 160x80-95 mmHg. | Duas diferentes dietas foram testadas: (1) alta ingestão de frutas e vegetais; e (2) um padrão alimentar geral (DASH), com alto teor de frutas, vegetais, nozes e laticínios magros, ênfase em peixe e frango em vez de carne vermelha, e baixo teor de gordura saturada, colesterol, açúcar e carboidratos refinados. | Redução significativa da PAS no grupo geral, afro-americanos, caucasianos hipertensos e não hipertensos (5,5/3,0 mmHg, 6,9/3,7 mmHg, e 3,3/2,4 mmHg, 11,6/5,3 mmHg e 3,5/2,2 mmHg, respectivamente). A dieta DASH reduziu a pressão arterial de forma semelhante durante o dia e a noite. |
| INTERHEART | Estudo de caso-controle: 15.152 casos e 14.820 controles, de 52 países. | Descrição da relação entre tabagismo, histórico de HA ou diabetes, relação cintura-quadril, padrões alimentares, atividade física, consumo de álcool, apolipoproteínas sanguíneas e fatores psicossociais com o IAM. | Os lipídios séricos anormais, tabagismo, hipertensão, diabetes, obesidade abdominal, fatores psicossociais, consumo de frutas, verduras e álcool e a atividade física regular são responsáveis pela maior parte do risco e proteção contra o IAM em ambos os sexos e em todas as idades, em todas as regiões do mundo. |
| PREDIMED | 772 pessoas de 55 a 80 anos, assintomáticas e com alto risco cardiovascular. | Os participantes foram designados a uma dieta com baixo teor de gordura ou a dois tipos de dietas mediterrâneas, em que receberam educação nutricional e azeite de oliva (1 litro por semana) ou nozes gratuitas (30 g/dia). Os autores avaliaram as mudanças nos resultados em 3 meses. | Em comparação com a dieta com baixo teor de gordura, houve melhora mais significativa na PAS, glicemia e relação colesterol-HDL nas dietas do estilo mediterrâneo. Além disso, a dieta mediterrânea com azeite de oliva reduziu mais os níveis de proteína C-reativa em comparação com a dieta com baixo teor de gordura. |

DASH: *dietary approaches do stop hypertension;* PREDIMED: *prevención con dieta mediterránea* (prevenção com dieta mediterrânea); PAS: pressão arterial sistólica; HDL: *high density lipoprotein* (lipoproteína de alta densidade); IAM: infarto agudo do miocárdio.
Fonte: elaborado pela autora.

## AS GORDURAS E SUA RELAÇÃO COM AS DISLIPIDEMIAS

O consumo alimentar de gorduras apresenta relação direta com os lipídios sanguíneos, como colesterol total, sua fração LDL e triglicerídeos, e também com a saúde e mortalidade cardiovascular. Em 2021, a Sociedade Brasileira de Cardiologia publicou o "Posicionamento sobre o Consumo de Gorduras e Saúde Cardiovascular", que tem como objetivo orientar profissionais da saúde na compreensão dos diferentes tipos de gorduras e como elas entram nas intervenções para prevenção e controle das DCV (Izar *et al.*, 2021). Esse documento consolida, por meio de um grande compilado de estudos e revisões científicas, a informação de que o padrão alimentar é mais relevante no desenvolvimento de doenças cardíacas do que os alimentos de forma isolada. Além disso, que o tipo de gordura consumida dentro desse padrão alimentar parece ser mais importante do que a quantidade de gordura consumida, para o mesmo fim.

### Gorduras saturadas

Embora os ácidos graxos saturados desempenhem funções biológicas essenciais, como a modulação da interação proteína-proteína e proteína-membrana plasmática, o alto consumo é associado à elevação das concentrações plasmáticas de LDL-c, um dos principais fatores de risco para o desenvolvimento de aterosclerose e DCV (Izar *et al.*, 2021). Os principais alimentos-fonte de gordura saturada são as carnes gordurosas e os laticínios integrais. A quantidade de gordura saturada recomendada dentro de uma dieta de 2.000 kcal, para adultos e idosos, está listada na **Tabela 5.1**.

É recomendado limitar o consumo de saturados até 7% do VCT para indivíduos com aumento de risco cardiovascular, como os portadores de hipercolesterolemia familiar e diabetes.

A substituição parcial da gordura saturada pelas mono e poli-insaturada pode ser recomendada, para redução dos níveis de colesterol total, LDL-c e melhora da saúde cardiovascular (Izar *et al.*, 2021). Uma maneira simples de reduzir o consumo de ácidos graxos saturados é preferir carnes mais magras, como as brancas (sem pele) e os laticínios com pouca gordura, como os leites e iogurtes semidesnatados ou desnatados, queijos brancos e outros produtos lácteos que sejam reduzidos em gorduras (Izar *et al.*, 2021; Bricarello, 2019).

**Gorduras insaturadas**

Os ácidos graxos monoinsaturados, cujo principal representante na natureza é o ácido oleico, conhecido também como ômega-9, são capazes de aumentar o HDL-c e reduzir o LDL-c. O ômega-9 está presente principalmente no azeite de oliva e no óleo de canola. Apesar de serem ricas também em ácidos graxos saturados, as carnes de boi, frango e de porco são consideradas importantes fontes de gordura monoinsaturada (Izar *et al.*, 2021; Bricarello, 2019).

Os ácidos graxos poli-insaturados têm funções biológicas distintas, e sua função na saúde cardiovascular depende do ácido graxo consumido. O ômega-3 e o ômega-6 são seus principais representantes e são considerados essenciais, uma vez que sua obtenção se dá apenas por meio dos alimentos. Os ácidos graxos da série ω6 classificam-se em: linoleico, cujas principais fontes são óleos (girassol, milho e soja), nozes e castanha-do-pará; e araquidônico, gerado pela conversão endógena do ácido linoleico. Os principais ácidos graxos da série ω3 são: o ácido alfa-linolênico de origem vegetal, cujas fontes principais são a soja, a canola, a linhaça e a chia; e os ácidos eicosapentaenoicos (EPA) e docosaexaenoico (DHA), provenientes de peixes e crustáceos dos Oceanos Pacífico e Ártico (Izar *et al.*, 2021; Bricarello, 2019).

Os ácidos graxos poli-insaturados reduzem o LDL-c e o colesterol sérico por menor produção e maior remoção de LDL, e diminuição do conteúdo de colesterol da partícula. Os óleos de peixe, ricos em EPA e DHA inibem a síntese hepática de triglicerídeos (Izar *et al.*, 2021; Bricarello, 2019). O consumo de alimentos-fonte desses ácidos graxos é recomendado, porém a suplementação com ômega-3 (2-4 g/dia) deve ser avaliada caso a ingestão alimentar não forneça as quantidades ideais, em especial para aqueles com hipertrigliceridemia grave (>500 mg/dL), com risco de eventos isquêmicos e com resistência à ação da insulina (Barkas *et al.*, 2020; Izar *et al.*, 2021).

As quantidades de gorduras mono e poli-insaturada recomendadas dentro de uma dieta de 2.000 kcal, para adultos e idosos, estão listadas na **Tabela 5.1**.

**Gordura trans**

As gorduras *trans* podem ser encontradas naturalmente em pequenas quantidades em carnes e no leite, porém é a indústria alimentícia que adiciona essa gordura em maior quantidade nos alimentos, para agregar textura e sabor. A gordura *trans* ainda pode ser encontrada em sorvetes cremosos, bolos prontos, tortas, massas de pastel, salgadinhos, biscoitos, refeições prontas para o consumo. Com altos graus de recomendação e de evidências científicas apontando para aumento do colesterol total, de LDL-c, do risco de eventos cardiovasculares, atualmente recomenda-se que os ácidos graxos *trans* sejam excluídos da dieta (Izar *et al.*, 2021; Bricarello, 2019).

## Colesterol

A relação entre o colesterol dietético e o plasmático ainda não está totalmente elucidada. Sabendo que fontes alimentares de colesterol são igualmente ricas em gorduras saturadas, diretrizes internacionais focam a limitação do consumo de até 10% de gorduras saturadas na dieta, o que seria suficiente para limitar também a ingestão de colesterol. A gordura presente em carnes e produtos lácteos integrais aumenta os níveis séricos de LDL-c e, assim, promove aumento do risco cardiovascular.

É relevante destacar que os indivíduos podem reagir de formas divergentes ao consumo do colesterol alimentar, pois a resposta é variável e depende de fatores genéticos e metabólicos (Izar, 2021). A quantidade de colesterol recomendada dentro de uma dieta de 2.000 kcal, para adultos e idosos, está listada na **Tabela 5.1**.

**Tabela 5.1:** Recomendações de gorduras dietéticas para adultos e idosos

| Gorduras | Adultos e Idosos (a partir de 18 anos) |
|---|---|
| Gorduras totais | 20-35% |
| Ácidos graxos saturados | <10% |
| Ácidos graxos monoinsaturados | $\Omega$-6: 2 a 3%VET <br> $\Omega$-3: >0,5%VET |
| Ácidos graxos poli-insaturados | 10% |
| Gordura *trans* | 0 |
| Colesterol | <300 mg |

$\Omega$-6: ômega-6; $\Omega$-3: ômega-3.
Fonte: elaborada pela autora.

Alguns alimentos ganharam destaque no meio científico nos últimos anos. Uns por trazerem benefícios no controle das DLP, como a soja, aveia, linhaça, oleaginosas e chocolate amargo; e outros, prejuízos, como o óleo de coco, queijos mais ricos em gordura e bebidas alcoólicas. Algumas das propriedades serão apresentadas a seguir (Izar *et al.*, 2021; Bricarello, 2019):

- **Proteína da soja:** quando consumida de 1 a 2 porções/dia (15 a 30 g), está associada à redução de 5% de LDL-c, ao aumento de 3% de HDL-c e à redução de 11% na concentração de triglicerídeos.
- **Fibras solúveis:** formam um gel que se liga aos ácidos biliares no lúmen intestinal, aumentando sua excreção nas fezes e diminuindo sua reabsorção durante o ciclo êntero-hepático. Auxiliam na produção de AGCC. As fibras solúveis são encontradas nas polpas de frutas e de legumes e na aveia.
- **Óleo de krill:** é um óleo hidrossolúvel, o que garante melhor digestibilidade e menor odor residual de peixe. Sem risco de contaminação por mercúrio. 1-4 g/dia: redução leve a moderada de triglicerídeos.
- **Fitoesteróis:** reduzem a absorção de colesterol, principalmente por comprometimento da solubilização intraluminal (micelas). Uma quantidade de 2 g ao dia (suplementado) é capaz de reduzir quase 10% de colesterol total e LDLc e de 6 a 20% de triglicerídeos.
- **Probióticos:** ausência de efeito ou redução modesta de concentração plasmática de LDL-c. Estudos mais significativos com mais de 8 semanas de acompanhamento.

Outros alimentos são capazes de reduzir a fração LDL-c, a mais diretamente associada com eventos cardiovasculares. Esses alimentos são as sementes de linhaça, amêndoas, abacate, tomate, cúrcuma e chá-verde. O café não filtrado – como o café grego e turco, que é fervido – ou aquele produzido na prensa francesa, o açúcar e as gorduras sólidas na temperatura ambiente (saturadas) aumentam os níveis séricos de LDL-c (Schoeneck *et al.*, 2021).

Os alimentos e substâncias benéficos apresentados só exercem efeito positivo no controle das DLPs se forem consumidos em uma dieta equilibrada e variada, diariamente. A organização ou readequação da rotina alimentar tem sido apontada como a maneira mais eficaz de combater as doenças crônicas não transmissíveis. O "Guia Alimentar para a População Brasileira" traz 10 passos para incluir mais saúde no seu dia a dia, resumidos no **Quadro 5.2**.

**Quadro 5.2:** Dez passos para alimentação saudável (Guia alimentar para a população brasileira)

| |
|---|
| **Passo 1.** Fazer de alimentos *in natura* ou minimamente processados a base da alimentação. |
| **Passo 2.** Utilizar óleos, gorduras, sal e açúcar em pequenas quantidades ao temperar e cozinhar alimentos e criar preparações culinárias. |
| **Passo 3.** Limitar o consumo de alimentos processados. |
| **Passo 4.** Evitar o consumo de alimentos ultraprocessados. |
| **Passo 5.** Comer com regularidade e atenção, em ambientes apropriados e, sempre que possível, com companhia. |
| **Passo 6.** Fazer compras em locais que ofertem variedades de alimentos *in natura* ou minimamente processados. |
| **Passo 7.** Desenvolver, exercitar e partilhar habilidades culinárias. |
| **Passo 8.** Planejar o uso do tempo para dar à alimentação o espaço que ela merece. |
| **Passo 9.** Dar preferência, quando fora de casa, a locais que servem refeições feitas na hora. |
| **Passo 10.** Ser crítico quanto a informações, orientações e mensagens sobre alimentação veiculadas em propagandas comerciais. |

Fonte: "Guia Alimentar para a População Brasileira" (Brasil, 2014).

# CAPÍTULO 6
# DIETOTERAPIA NAS DOENÇAS DO SISTEMA DIGESTIVO

**Palavras-chave:** *gastrite; disfagia; doenças intestinais; dietoterapia; alimentos; nutrição*

As doenças do trato digestivo podem ocorrer desde a boca até o ânus. Podem ser divididas em superiores e inferiores: as superiores envolvem a boca, esôfago e estômago, e as inferiores envolvem o intestino. São doenças com alta prevalência em todo o mundo, implicam altos gastos públicos com o cuidado e tratamento, além de gerarem redução da qualidade de vida dos portadores (WHO, 2008). Neste capítulo, serão abordados os manejos nutricionais mais recentes para o tratamento de cáries, disfagia, doença do refluxo gastroesofágico, gastrite, úlcera e as patologias intestinais: flatulência, constipação, diarreia, diverticulite, doenças inflamatórias intestinais, síndrome do intestino irritável, doença de Crohn e a colite ulcerativa.

## 1. DOENÇAS DO TRATO DIGESTIVO SUPERIOR

### CÁRIES

A cárie dental é uma doença complexa que não envolve apenas o excesso de açúcar e a falta da escovação adequada. É considerada um problema de saúde pública atual, sendo a doença bucal mais comum no mundo todo e tem prevalência crescente em países de baixa e média renda. Apresenta diversos fatores de risco, como fatores comportamentais, ambientais e socioeconômicos, histórico odontológico pessoal e prévia de ocorrência de cárie, prematuridade, defeitos no esmalte dos dentes, hipofunção das glândulas salivares, assim como a deficiência de proteína e os hábitos alimentares (Peres *et al.*, 2019; Silveira *et al.*, 2021).

A obesidade e o alto consumo de açúcares estão relacionados à maior incidência de cárie em toda a população, além de serem também fatores de risco para doenças crônicas como diabetes. O açúcar refinado, assim como os alimentos com carboidratos simples, são substâncias altamente cariogênicas (aquelas que aumentam o risco do desenvolvimento de cáries quando consumidas em grandes quantidades). As cáries se desenvolvem no contato entre bactérias e carboidratos fermentáveis na saliva, no biofilme da superfície dos dentes. A placa bacteriana fica aderida aos dentes pela fermentação dos carboidratos e causa a desmineralização e comprometimento da integridade dentária. Na maioria das vezes, apenas o tratamento odontológico não é suficiente para combater a formação dessas placas e das cáries; portanto, alguns aspectos da dieta devem ser revistos (Peres *et al.*, 2019; Gazzani *et al.*, 2012).

Alguns alimentos presentes na dieta têm potencial cariogênico, e outros podem prevenir o desenvolvimento de cáries. O **Quadro 6.1** mostra quais são esses alimentos.

**Quadro 6.1:** Alimentos que estimulam e que previnem o desenvolvimento de cáries

| Alimentos cariogênicos | Alimentos anticariogênicos |
|---|---|
| Alimentos com açúcar: bebidas adoçadas (sucos, chás, cafés, energéticos), doces e balas, gomas de mascar, frutas desidratadas, *cookies*, bolachas, bolos. Mel e melaço. Bebidas gaseificadas e adoçadas. | Gomas sem adição de açúcar. Frutas frescas, principalmente maçã, pera, laranja e banana. Vegetais frescos, principalmente cenoura, salsão, tomate, pepino e alface. Castanhas. Leite e derivados. Alimentos ricos em proteínas, como as leguminosas, carnes, peixes e ovos. Cereais integrais. Pães e massas sem açúcar. Alimentos ou bebidas com xilitol. |

Fonte: adaptado de Ximenes (2019).

Os hábitos alimentares, além dos fatores dietéticos acima, também podem ser grandes influenciadores do maior risco de cáries. Evitar o consumo frequente de alimentos e bebidas ricos em açúcar, dar preferência a frutas e vegetais frescos e *in natura*, consumir doces junto às refeições (não isoladamente), realizar uma boa escovação dos dentes com pasta com flúor após as refeições e preferir alimentos e bebidas sem açúcar são hábitos que podem ajudar a diminuir o risco de cáries.

## DISFAGIA

A disfagia é definida como o comprometimento de alguma fase do processo de deglutição. É uma doença comum, fonte significativa de morbidade e mortalidade na população em geral, e ainda assim pode ser subnotificada (McCarty *et al.*, 2021; Wilkinson *et al.*, 2021). Além disso, está associada a processos neurodegenerativos: estima-se que 400.000 a 800.000 pessoas em todo o mundo desenvolvam disfagia neurogênica por ano (Panebianco *et al.*, 2020).

A deglutição é uma ação complexa que envolve contrações neuromusculares voluntárias e involuntárias coordenadas para permitir a respiração e a deglutição utilizando o mesmo espaço. Pode ser dividida em dois estágios: orofaríngeo, em que o alimento é mastigado junto à saliva para formação do bolo alimentar; e esofágico, em que esse bolo passa pelo esfíncter esofágico superior e entra no corpo do esôfago. Na fase orofaríngea, o bolo alimentar é impulsionado para a orofaringe pela língua, e estruturas levam a nasofaringe e a laringe para impedir a regurgitação e a aspiração. Na fase esofágica, o bolo alimentar passa pelo esfíncter esofágico superior e entra no corpo do esôfago, onde é impulsionado pelo peristaltismo através do esôfago médio-torácico e distal e para o estômago através do esfíncter esofágico inferior, agora totalmente relaxado (Wilkinson *et al.*, 2021).

Para diagnosticar a etiologia da disfagia, é necessário investigar causas médicas e dietéticas, como quais tipos de alimentos e/ou bebidas causam sintomas, sua frequência e duração. Grupos de risco para a disfagia orofaríngea (a mais comum), são os idosos, pacientes com doenças neurodegenerativas (Parkinson, Alzheimer, esclerose múltipla) e aqueles com doenças na região da cabeça e pescoço. É a disfagia mais associada a complicações respiratórias por aspiração do alimento no momento da deglutição. Já a disfagia esofágica pode ocorrer por causas estruturais ou inflamatórias.

A dietoterapia pode ser elaborada com base no diagnóstico e detalhamento da disfagia, realizados normalmente por médico e fonoaudiólogo. Pelo uso de protocolos para avaliação da disfagia – Protocolo de Avaliação do Risco para Disfagia (PARD) e Protocolo de Introdução e Transição da Alimentação por Via Oral (PITA) – é possível classificar o paciente em sete níveis diferentes, em que a gravidade da doença e a adaptação na consistência do alimento/bebida são indicadas. O PARD é o primeiro questionário a ser feito, e o PITA é aplicado de acordo com o que é indicado pelo PARD. Essa classificação está descrita no **Quadro 6.2**.

**Quadro 6.2:** Classificação dos níveis de disfagia

| Níveis | Classificação | Recomendações |
|---|---|---|
| I | Deglutição normal | É recomendada a alimentação via oral. |
| II | Disfagia funcional | É recomendada a alimentação por via oral, porém o paciente pode levar um pouco mais de tempo para realizar a refeição. |
| III | Disfagia orofaríngea leve | Dificuldade de deglutição constatada – são necessárias orientações de fonoaudiólogo e algumas modificações leves na dieta. |
| IV | Disfagia orofaríngea leve a moderada | Risco de aspiração presente – pode ser amenizado com manobras e terapia fonoaudiológica. O paciente faz a refeição mais lentamente, e normalmente algum suplemento nutricional é indicado. |
| V | Disfagia orofaríngea moderada | Alto risco de aspiração – alimentação oral e suplementação por via alternativa, sinais de aspiração para sólidos e líquidos podem estar presentes. Necessidade de supervisão. |
| VI | Disfagia orofaríngea moderada a grave | Sinais de comprometimento grave da deglutição, como aspiração, tosse voluntária fraca e insuficiente, estado pulmonar delicado. Talvez seja necessária a suspensão da alimentação via oral. |
| VII | Disfagia orofaríngea grave | Impossibilidade de alimentação por via oral pelo grave risco de engasgo e asfixia. Inabilidade de iniciar deglutição. |

Fonte: elaborado pela autora.

As alterações na consistência da dieta, de acordo com a indicação por PITA, têm o objetivo de facilitar a deglutição, reduzir engasgos e de garantir que o paciente adquira os nutrientes necessários para a manutenção de sua saúde. A avaliação médica e fonoaudiológica é essencial, porém a avaliação do estado nutricional e das metas nutricionais para recuperar e manter a saúde tem igual importância no paciente disfágico. Estima-se que 39,2% dos pacientes disfágicos estejam em risco de desnutrição e que 13,6% dos indivíduos em risco de desnutrição tenham disfagia (Ueshima *et al.*, 2021).

Pacientes com disfagia que também relatam perda de peso, febre, sangramento gastrointestinal ou odinofagia (dor ao engolir), ou que tenham sintomas graves e/ou rapidamente progressivos, especialmente adultos mais velhos e aqueles com histórico de câncer ou cirurgia, devem passar por uma avaliação mais abrangente e rápida (Ueshima *et al.*, 2021; Wilkinson *et al.*, 2021). As possíveis alterações nas consistências de sólidos e líquidos estão descritas no **Quadro 6.3**.

**Quadro 6.3:** Modificações de consistência de sólidos e líquidos

| Sólidos | Líquidos |
|---|---|
| **Nível 1:** Alimentos pastosos sem pedaços (homogêneos), que não precisem de muita mastigação: purês de frutas, geleias, purês de legumes, cremes ou sopas cremosas peneiradas. | **Líquido fino:** Líquidos de consistência similar à da água em seu estado natural: sucos, chás, leite, café. |
| **Nível 2:** Alimentos pastosos com pedaços (heterogêneos), misturados, que demandem pouca mastigação: sopas cremosas com pedaços de legumes bem cozidos, carnes finamente desfiadas ou moídas, macarrão, purês ou frutas amassadas, frutas liquidificadas com pedaços. Não ofertar alimentos sólidos sem que estejam misturados a cremes ou purês. | **Líquido pastoso fino:** Líquidos pouco engrossados, em consistência de iogurte: iogurtes líquidos, sucos ou outros líquidos engrossados levemente (ver tipos de espessantes). |
| **Nível 3:** Alimentos mais macios, quase sólidos, que demandem mais mastigação, como frutas grosseiramente picadas, legumes cozidos, pães macios como os de fôrma ou de leite, massas, carnes em cubos macios ou desfiadas. Ainda não ofertar grãos, mesmo que cozidos, pães mais secos e duros, verduras cruas. | **Líquido pastoso grosso:** Líquidos mais engrossados: iogurtes cremosos sem pedaços, vitaminas de frutas grossas peneiradas e/ou engrossadas (ver tipos de espessantes). |
| **Nível 4:** Dieta normal, que abrange todos os alimentos de textura sólida: frutas, carnes, vegetais cozidos e crus, bolachas, pães e grãos. | **Alimentos em consistência normal, dieta livre.** |

Fonte: elaborado pela autora.

O uso de espessantes é umas das técnicas para melhorar o consumo alimentar dos pacientes disfágicos e facilitar a ingestão dos líquidos (Machado *et al.*, 2019). Evidências científicas ainda se mantêm controversas acerca da recomendação do espessamento dos líquidos, porém na prática clínica é uma técnica muito utilizada, que possibilita melhor controle oral sobre o bolo alimentar e proporciona um tempo maior para que o reflexo da deglutição seja desencadeado. Os espessantes podem ser: farinhas à base de amido, para o aumento da viscosidade (p. ex.: amido de milho, creme de arroz etc.), gomas feitas à base de fibras solúveis (p. ex.: goma guar) ou ágar-ágar e outros produtos à base de algas (muito utilizados na culinária japonesa), ou então produtos industrializados que não alterem o sabor – apresentados em pó (lata ou sachês) – e que, quando adicionados à água ou a diferentes preparações como sucos, chá, caldo de vegetais, preparações lácteas, levam ao espessamento sem necessidade de aquecimento. Os níveis de espessamento podem ser determinados pela quantidade de espessante adicionada ao líquido, podendo se assemelhar ao descrito na **Figura 6.1**.

**Figura 6.1:** Níveis de espessamento de líquidos

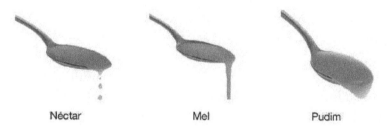

Néctar          Mel          Pudim

Fonte: National Dysphagia Diet Guidelines (2002). Artigo Soria FS, da Silva RG, Furkim AM.

É importante destacar que os espessantes, na grande maioria das vezes, têm calorias. Assim, o valor nutricional deles deve ser considerado rotineiramente na avaliação e no planejamento nutricional de pacientes com disfagia para líquidos, pois eles contribuem significativamente com energia, carboidratos e fibras (Miranda *et al.*, 2020).

A evolução na consistência da dieta, assim como a redução do uso dos espessantes, deve acompanhar a melhora de deglutição do paciente. Em casos de disfagia grave, na impossibilidade de alimentação por via oral, a terapia enteral deve ser adotada para alcance das necessidades nutricionais. Sendo possível, a alocação pós-pilórica da sonda é a mais indicada para reduzir o risco de aspiração.

## DOENÇA DO REFLUXO GASTROESOFÁGICO (DRGE)

A doença do refluxo gastroesofágico (DRGE) é um distúrbio comum em adultos e crianças, podendo afetar mais de 8 a 30% da população mundial, de todas as faixas etárias e de ambos os sexos. Apresenta fatores de risco não modificáveis, que incluem idade, sexo ou fatores genéticos, e fatores modificáveis, como estilo de vida, dieta e excesso de peso corporal (Cheng *et al.*, 2020; Taraszewska *et al.*, 2021). A DRGE pode ser classificada em **erosiva** e **não erosiva**, segundo a presença ou ausência de erosões na mucosa esofágica, sendo esta última o fenótipo mais comum. Essa condição provoca o refluxo do conteúdo gástrico para o esôfago, com sintomas ou complicações que prejudicam a qualidade de vida, como azia e regurgitação, considerados sintomas clássicos, mas pode se apresentar com várias manifestações atípicas e extraesofágicas (De Giorgi *et al.*, 2006).

A fisiopatologia da DRGE é multifatorial, e diferentes mecanismos podem resultar em sintomas da DRGE, incluindo composição e motilidade gástrica, barreira antirrefluxo, características do refluxo, mecanismos de depuração, integridade da mucosa e percepção dos sintomas. O tratamento em adultos inclui uma combinação de modificações no estilo de vida com intervenção farmacológica, endoscópica ou cirúrgica (Fass *et al.*, 2021). O não tratamento da doença pode aumentar os riscos de complicações graves, como o esôfago de Barrett, patologia caracterizada por displasia com mudança do epitélio estratificado, considerada uma pré-malignidade para o adenocarcinoma esofágico. Entre as modificações do estilo de vida mais importantes, estão a adequação do estado nutricional e do consumo alimentar, que serão tratados aqui.

A rotina alimentar e o estilo de vida podem causar grandes efeitos na sintomatologia do DRGE, principalmente concentrados em:

- Tamanho das porções e quantidade de refeições diárias;
- Consumo de alimentos ricos em carboidratos simples, gorduras e proteínas;
- Presença de fatores desencadeantes da dieta e do estilo de vida (como nicotina, cafeína e álcool) e alergênicos (por exemplo, laticínios e glúten).

O **Quadro 6.4** mostra algumas das principais recomendações de modificação da dieta, que estão subdivididas em ações recomendadas e não recomendadas.

**Quadro 6.3:** Ações recomendadas e não recomendadas de DRGE

| Ações recomendadas | Ações não recomendadas |
|---|---|
| Elevação da cabeceira da cama (15-20 cm). | Deitar-se logo depois da refeição (aguardar de 2 a 3 horas). |
| Perda e manutenção de peso saudável. | Excesso de peso e gordura corporal, principalmente na região da cintura. |
| Aumento do consumo de frutas e fibras alimentares para melhorar o peristaltismo. | Consumo elevado de carboidratos simples e a deficiência em fibras, que pode gerar constipação, fermentação e piorar os sintomas. |
| Redução do consumo de carnes vermelhas e de embutidos. | Preparações gordurosas e alimentos industrializados. |
| Consumo adequado de gorduras e açúcares. | Chocolate, álcool, excesso de café e menta para reduzir a irritação na mucosa do esôfago e estômago. |

Fonte: elaborado pela autora.

**Uso prolongado de medicamentos:** antiácidos à base de alumínio podem causar constipação intestinal e osteopenia; inibidores da bomba de prótons podem causar indigestão e náuseas, além de terem sido associados a maior risco de fraturas e pneumonias. O uso prolongado desses dois medicamentos pode reduzir drasticamente os valores séricos de vitamina B12.

As recomendações para consumo de carboidratos, gorduras e proteínas, para crianças e adultos, segundo as DRIs (2002 e 2005), encontram-se na **Tabela 6.1**.

**Tabela 6.1:** Recomendações do consumo de carboidratos, gorduras e proteínas para crianças, adultos e idosos

| Nutrientes | Crianças 1-4 anos | Crianças 5-18 anos | Adultos (18-59 anos) | Idosos (>60 anos) |
|---|---|---|---|---|
| Proteínas | 5-20% | 10-30% | 10-25% | 1,0 a 1,5 g/kg/dia |
| Carboidratos | 45-65% | 45-65% | 55 a 75% | 45-65% |
| Açúcares simples | Máximo 25 g/dia* | | <10% | <10% |
| Gorduras totais | 30-40% | 25-30% | 20-35% | 20-35% |

| Gorduras saturadas | | <10% | <10% |
|---|---|---|---|
| Gorduras poli-insaturadas | ᘐ-6: 5 a 10%VET<br>ᘐ-3: 0,6 a 1,2%VET | ᘐ-6: 2 a 3%VET<br>ᘐ-3: >0,5%VET | ᘐ-6: 2 a 3%VET<br>ᘐ-3: >0,5%VET |
| Gorduras *trans* | 0 | 0 | 0 |
| Fibras alimentares | Idade + 5 g<br>(máximo de 25 g/dia) | >25 g/dia ou<br>14 g/1.000 kcal | 25 g |

VET: valor energético total; ᘐ-6: ômega-6; ᘐ-3: ômega-3.
Fonte: American Academy of Pediatrics, 2003.

Além disso, o uso de probióticos para tratamento da DRGE ainda necessita de mais estudos para comprovação da sua eficácia, embora alguns pesquisadores já afirmem existir indícios de seus benefícios: redução da regurgitação, azia, dispepsia, náuseas, dor abdominal e sintomas relacionados a gases (Cheng *et al.*, 2020).

## GASTRITE E ÚLCERA PÉPTICA

A gastrite é uma das doenças gástricas mais comuns, caracterizada pela inflamação da mucosa gástrica e que tem como principais sintomas dores, má digestão, náuseas, vômito, distensão abdominal e anemia perniciosa. A gastrite crônica pode gerar complicações graves como as úlceras pépticas e as neoplasias gástricas (Sipponen *et al.*, 2015).

O estômago tem papel essencial na digestão, uma vez que é responsável pela secreção ácida e enzimática e pela motilidade do sistema digestório, além de ser o reservatório das substâncias alimentares. Além disso, é no estômago que é produzido o fator intrínseco – elemento indispensável para a absorção eficaz da vitamina B12. O estômago também secreta hormônios importantes para regulação da fome e da saciedade, e ajuda a combater substâncias e microrganismos nocivos por meio da secreção ácida. Por esses motivos, quando esse órgão é lesionado de alguma forma, existe o risco aumentado de anemia e comprometimento da imunidade, dos processos digestivos e do controle do peso corporal (Hunt *et al.*, 2005; Elseweidy *et al.*, 2017).

As principais causas de gastrite crônica são as infecções por *Helicobacter pylori* (HP), o que aumenta o risco de câncer gástrico. Um possível mecanismo é a maior probabilidade de transformação maligna devido às respostas inflamatórias no epitélio da mucosa gástrica (acontece no decorrer de anos) (Yamaguchi *et al.*, 2001). Embora as infecções por essa bactéria estejam com a prevalência diminuindo com o passar do tempo, as modificações dietéticas para reduzir o risco de câncer gástrico com o tratamento da gastrite devem ser implementadas. Dessa forma, o tratamento nutricional na gastrite tem como objetivo reduzir os sintomas (como queimação e distensão) e o risco de complicações (como a anemia perniciosa, úlceras e o câncer gástrico).

Algumas ações dietéticas ajudam a amenizar a inflamação na mucosa gástrica e a aumentar a eficácia dos antibióticos, muito usados para a erradicação da HP. Os antibióticos tendem a trazer efeitos colaterais, principalmente com efeitos gastrointestinais, o que pode fazer com que pacientes descontinuem o tratamento, além de elevar o risco de resistência da bactéria ao antibiótico. A dietoterapia aqui atua em conjunto com a antibioticoterapia.

Os vegetais frescos, frutas e frutas ácidas, isolados ou em combinação, trazem efeitos protetores da mucosa e agem como anti-inflamatórios naturais, devido à presença de antioxidantes. O aumento do risco de câncer gástrico é associado ao consumo de carnes processadas, que contêm altos teores de nitrito e aminas secundárias. Esses achados também sugerem que a nitrosação endógena é aumentada pelo consumo desses alimentos, o que pode aumentar as lesões na mucosa gástrica (Yamaguchi *et al.*, 2001). Algumas outras recomendações gerais para tratamento da gastrite estão listadas a seguir:

- Realizar bom fracionamento das refeições: de 5 a 6 diariamente.
- Mastigar lenta e adequadamente os alimentos para reduzir o esforço gástrico.
- Evitar estimulantes gástricos, como cafeína, hortelã, pimenta e álcool.
- Evitar condimentos, principalmente os industrializados.
- Evitar consumir os alimentos em temperaturas extremas (frio/quente).
- Preferir carnes magras e preparações não gordurosas.
- Reduzir consumo de gordura saturada e zerar o consumo de gorduras *trans*.
- Aumentar consumo de gordura poli-insaturada.

Vale ressaltar que, há algumas décadas, o leite era utilizado para aliviar gastrite, baseando-se no princípio de que proporcionaria a alcalinização gástrica e aliviaria a dor. Logo após consumo, existe a sensação de melhora da dor, porém quando o cálcio entra em contato com proteínas no estômago, existe o estímulo da produção de secreção ácida, o que pode piorar ainda mais o quadro e os sintomas (rebote ácido). Entretanto o consumo de leite não precisa ser evitado, basta que seja adequado para atender às necessidades nutricionais e não utilizado no tratamento da gastrite.

## ÚLCERAS

As úlceras gástricas, ou pépticas, acontecem geralmente em decorrência da gastrite crônica. São ulcerações na mucosa gástrica, que atingem a camada muscular da mucosa e tendem apresentar sintomas logo depois das refeições. Entretanto hábitos de vida pouco saudáveis e a incapacidade de lidar com o estresse foram intimamente associados à ocorrência de úlcera péptica. Por outro lado, limitar o uso de medicamentos analgésicos e glicocorticoides, controlar os fatores ambientais e socioeconômicos que predispõem à infecção por HP, ter uma dieta balanceada, exercitar-se regularmente, lidar com o estresse, evitar o tabagismo, limitar a ingestão de álcool e dormir o suficiente à noite são essenciais para a prevenção e a cura das úlceras (Berak et al., 2018).

O tratamento nutricional para as úlceras tem o objetivo principal de cicatrização da lesão, e, para isso, proteínas e nutrientes anti-inflamatórios são fundamentais (Vomero et al., 2014). A dietoterapia aqui pode ser dividida em **fase aguda** e **fase de recuperação**. A **Tabela 6.2** traz as recomendações desses nutrientes em cada uma das fases.

**Tabela 6.2:** Recomendações de nutrientes importantes na cicatrização de úlceras pépticas.

| Componentes da dieta | Recomendações | |
|---|---|---|
| | Fase aguda | Fase de recuperação |
| Proteínas (g/kg/dia) | 1,2 | 1,5 |
| Zinco (mg) | 11 | 40 |
| Selênio (mg) | 55 | 400 |
| Vitamina A (mg) | 900 | 3.000 |
| Vitamina C (mg) | 75 | 500 |

Fonte: Vomero et al. (2014).

As recomendações gerais para o tratamento da gastrite também podem ser utilizadas em casos de úlceras. A adequada hidratação (25-40 mL/kg/dia) e o consumo de fibras não podem ser deixados de lado, uma vez que são importantes para minimizar a ocorrência de distensão abdominal.

## 2. DOENÇAS INTESTINAIS

Entre as doenças intestinais mais prevalentes, têm destaque a diverticulite/diverticulose, Síndrome do Intestino Curto (SIC), síndrome do intestino irritável (SII) e as Doenças Inflamatórias Intestinais (DII) – em especial a colite ulcerativa e a doença de Crohn.

### DIVERTICULITE/DIVERTICULOSE

A diverticulite, a doença diverticular sintomática não complicada e a colite segmentar (inflamação crônica no cólon) associada a divertículos constituem a doença diverticular. Embora a maioria dos pacientes com divertículos seja assintomática, cerca de 25% dos pacientes apresentarão sintomas, enquanto 5% dos pacientes terão um episódio de diverticulite aguda. A diverticulose causa morbidade e mortalidade significativas, e sua prevalência está aumentando em todo o mundo, em especial entre os idosos (Piscopo *et al.*, 2020; Rezapour *et al.*, 2019).

Os principais fatores de risco para a doença diverticular (DD) são o envelhecimento, a presença dos divertículos e o sangramento diverticular, estilo de vida (como atividade física, tabagismo e dieta) e estado nutricional. Sobre a dieta, o consumo das fibras alimentares já foi muito polêmico, há algumas décadas, em que se achava que elas estavam associadas à formação dos divertículos e eram proibidas na alimentação dos portadores da condição. Atualmente é um assunto muito discutido na literatura, e as recomendações estão em constante evolução.

O aprisionamento de fezes nos divertículos resulta em lesão e edema da mucosa do cólon, proliferação bacteriana e acúmulo de toxinas, levando à perfuração (Rezapour *et al.*, 2019). Por esse motivo, o consumo de fibras não é mais um tabu, e deve, sim, ter atenção especial na doença diverticular. Evidências atuais demonstram que as fibras podem não proteger contra o desenvolvimento de diverticulose, mas podem proteger contra a DD. O estudo "European Prospective Investigation into Cancer and Nutrition (EPIC)", de Oxford, foi muito importante para essa mudança de paradigma. Os autores acompanharam 47.033 indivíduos saudáveis por 5 anos, e encontraram um risco reduzido de complicações da DD, incluindo um risco menor de hospitalização e um risco menor de morte por DD, com o aumento da ingestão de fibras (25,5 g/dia em mulheres e 26,1 g/dia em homens), em comparação com aqueles com baixa ingestão de fibras (<14 g/dia) (Crowe *et al.*, 2011).

A indicação da quantidade de fibras alimentares e de suplementos de fibras para pacientes já com diverticulite ainda não é definida. Além disso, a literatura também não aponta se há benefícios na sintomatologia da DD com o uso de fibras. Alimentos como nozes, sementes variadas e milho eram tidos como proibidos no tratamento dietético na diverticulite, porém atualmente sabe-se que apresentam efeito protetor contra a doença e podem, sim, ser consumidos (Piscopo *et al.*, 2020). Estudos recentes também afirmam que a maior ingestão de fibra alimentar e de diferentes fontes de alimentos está associada a um menor risco de diverticulite. Uma maior ingestão de frutas inteiras, grãos integrais e vegetais também está associada à redução do risco (Ma *et al.*, 2019; Hawkings *et al.*, 2020).

## SÍNDROME DO INTESTINO CURTO

A Síndrome do Intestino Curto (SIC) consiste em uma insuficiência intestinal decorrente da retirada parcial ou total do intestino. Normalmente o intestino delgado de um adulto tem de 3 a 8 metros de comprimento, e a retirada pode ser de 2/3 dessa medida ou mais, devido a lesões ocorridas por patologias ou lesões congênitas. O intestino delgado desempenha o importante papel de absorção de água e nutrientes, que pode ser gravemente comprometida, levando o paciente a necessitar de terapias nutricionais complementares à alimentação via oral para atingir suas necessidades calóricas e nutricionais (Matarese *et al.*, 2005).

Consequências importantes da SIC são a desidratação, desnutrição e hospitalizações prolongadas. A gravidade da síndrome vai depender da extensão e da localização da ressecção, do nível da adaptação intestinal e se existiu perda parcial ou total do íleo e do cólon. Após cirurgia de ressecção, a adaptação intestinal se inicia em 24 a 48 horas por meio de um processo conhecido como compensação do intestino remanescente. Essa adaptação pode levar de 2 a 3 anos, e o íleo apresenta uma resposta adaptativa mais intensa do que o duodeno e o jejuno (Matarese *et al.*, 2005; Besteiro *et al.*, 2021).

Na primeira fase da adaptação (1 a 3 meses), a diarreia é grave, e a absorção de macro e micronutrientes é limitada. Durante esse período, o paciente recebe fluidos e nutrientes totalmente por via parenteral; a alimentação por via oral não é realizada. A necessidade calórico-proteica nessa fase é de 25 a 35 kcal/kg de peso/dia e de 1 a 1,5 g/kg de peso/dia de aminoácidos. A segunda fase pode durar de meses a um ano. Durante esse tempo, a absorção aumenta, e o desmame da nutrição parenteral pode ser iniciado. Com a evolução da dieta, sem sintomas e com boa aceitação, a nutrição enteral é incluída, com oferta gradual de fórmulas poliméricas. A alimentação por via oral deve ser inserida de forma segura o quanto antes, pois a oferta de nutrientes por via jejunal é menos efetiva em estimular a adaptação intestinal (Matarese *et al.*, 2005). A adaptação máxima costuma ser alcançada por volta do segundo ano, em que a nutrição parenteral é reduzida ou totalmente eliminada (Besteiro *et al.*, 2021).

O tratamento nutricional é primordial para pacientes com SIC não desenvolverem desnutrição energético-proteica e deficiência grave de macro e micronutrientes. A terapia nutricional, além de nutrir o paciente durante a adaptação intestinal, ajuda a fazer com que a cicatrização e essa adaptação ocorram mais intensa e rapidamente. No geral, pacientes com SIC apresentam hiperfagia (aumento da sensação de fome), e a alimentação deve ser ofertada em pequenos volumes, com frequência, para que eles consigam melhor absorver os nutrientes na superfície absortiva disponível (Matarese et al., 2005).

Sobre a oferta de água e nutrientes, vale ressaltar algumas considerações:

- A hidratação deve ser garantida, porém tanto soluções hipo-osmolares quanto as hiperosmolares devem ser evitadas, devendo-se optar por soluções iso-osmolares.
- Proteínas com boa qualidade nutricional e que ajudem na palatabilidade da refeição são preferenciais.
- Os lipídios auxiliam na maior oferta calórica, de ácidos graxos essenciais e de vitaminas lipossolúveis.
- Carboidratos simples aumentam a distensão abdominal e outros sintomas gastrointestinais; os carboidratos complexos são mais bem tolerados. Em relação à lactose, apenas pacientes com ressecção do jejuno proximal devem realizar restrição.
- O consumo de fibras solúveis (aveia, legumes e polpa de frutas) é incentivado para auxiliar na gelatinização e eliminação das fezes.
- Dependendo do local da ressecção, a necessidade de vitamina B12 deve ser suprida por meio de suplementação injetável.
- Cálcio e vitamina D podem estar reduzidos se o paciente estiver em tratamento com corticoides (em especial na doença de Crohn).

- Zinco e magnésio podem ser perdidos nos episódios de diarreia. A suplementação pode ser necessária para evitar osteopenia/osteoporose.

Alguns detalhes da dieta do portador de SIC, dependendo da extensão da ressecção e gravidade da doença, estão descritos no **Quadro 6.5**. Essas orientações dependerão, também, da presença ou ausência do cólon.

**Quadro 6.5:** Recomendações dietéticas na síndrome do intestino curto, com e sem ressecção de cólon

| Nutrientes | Com cólon | Sem cólon |
|---|---|---|
| Carboidratos | 50 a 60% do VCT. Ofertar carboidratos complexos e limitar os simples. | 4 a 50% do VCT. Ofertar carboidratos complexos e restringir os simples. |
| Gorduras | 20 a 30% do VCT. Garantir ingestão adequada de ácidos graxos essenciais. Ofertar TCM e TCL. | 30 a 40% do VCT. Garantir ingestão adequada de ácidos graxos essenciais. Ofertar TCL. |
| Proteínas | Até 20% do VCT. Proteína de alto valor biológico. | Até 20% do VCT. Proteína de alto valor biológico. |
| Fibras | Ofertar fibra solúvel (de acordo com tolerância). | Ofertar fibra solúvel (de acordo com tolerância). |
| Líquidos | Solução de reidratação oral caso necessário. | Solução de reidratação oral requerida. |

VCT: valor calórico total; TCM: triglicerídeo de cadeia média; TCL: triglicerídeo de cadeia longa.
Fonte: adaptado de Matarese *et al.* (2005).

## SÍNDROME DO INTESTINO IRRITÁVEL

A Síndrome do Intestino Irritável (SII) é uma desordem gastrintestinal crônica caracterizada pela combinação de dor ou desconforto abdominal e hábito intestinal alterado, durante ao menos três meses, não justificada por anormalidades estruturais, histológicas ou bioquímicas no intestino. É uma condição relativamente comum, que acomete de 7 a 10% da população mundial e leva ao aumento do uso dos serviços de saúde (OMS, 2015). Embora o quadro sintomático não seja específico da SII, porque os sintomas podem se apresentar ocasionalmente em qualquer indivíduo, essa desordem funcional pode ser de três subtipos: 1) predominância de constipação (SII-C); 2) predominância de diarreia (SII-D); e 3) mistura de constipação e diarreia (SII-M). A fisiopatologia ainda é desconhecida, porém sabe-se que fatores dietéticos podem auxiliar tanto na prevenção quanto no tratamento.

A reeducação alimentar é o método não considerado principal para o alívio dos sintomas da SII, visto que pacientes referem intolerância a diversos tipos de alimentos. A reeducação alimentar deve ser realizada de forma individual, reduzindo ou mesmo excluindo esses alimentos da dieta. É interessante notar que, na maioria dos casos, as intolerâncias alimentares relatadas não são evidenciadas por testes formais de alergias alimentares, má absorção ou doença celíaca.

Pacientes com SII devem consumir uma dieta balanceada com poucas restrições, e as modificações alimentares devem se basear no sintoma gastrointestinal dominante. No geral, a dieta com baixa ingestão de FODMAPs é uma medida que muito frequentemente recomendada (Black *et al.*, 2022). A sigla FODMAP representa uma dieta à base de carboidratos de cadeia curta:

- **F:** representa os alimentos fermentáveis
- **O:** representa os oligossacarídeos
- **D:** representa os dissacarídeos
- **M:** representa os monossacarídeos
- **P:** representa os polióis, que são álcoois de açúcar

Todos esses carboidratos são pouco absorvidos pelo intestino delgado, o que eleva a fermentação, produz gases e causa dor e diarreia. Os alimentos que contêm FODMAPs estão descritos no **Quadro 6.6**.

**Quadro 6.6:** Alimentos-fonte de FODMAPs

| Carboidratos | Ações no intestino | Alimentos |
| --- | --- | --- |
| Oligossacarídeos: fruto-oligossacarídeos (frutanos) e galacto-oligossacarídeos (rafinose) | Aumentam a formação de gases. | Vegetais, frutas, grãos, cereais, castanhas e legumes – principalmente: alcachofra, alho, cebola, bananas maduras, melancia, centeio, cevada, trigo, castanhas, pistache, farinha e leite de soja e chá de camomila. |
| Dissacarídeos (lactose) | Aumentam a formação de gases e retiram água do intestino (gerando ressecamento das fezes). | Queijos como ricota e *cottage*, leites de vaca, de cabra e de ovelha, sovertes, iogurtes, nata e cremes à base de leite e gordura de leite. |
| Monossacarídeos (frutose) | Retiram água do intestino (gerando ressecamento das fezes). | Xarope de milho, mel, néctar de agave, maçã, pera, manga, aspargos, cereja, melancia, sucos de fruta, ervilha. |
| Polióis | Aumentam a formação de gases. | Cogumelos, couve-flor, maçãs, peras, ameixas, e adoçantes como sorbitol, manitol e xilitol. |

Fonte: adaptado de Black *et al.* (2022).

A manipulação da microbiota intestinal com uso de prebióticos e probióticos apresenta valor terapêutico potencial, embora ainda sem confirmação e designação de cepas. A exclusão do glúten não é recomendada, a menos que o indivíduo seja diagnosticado como alérgico ou intolerante. Uma recomendação que deve ser associada à redução do consumo dos FODMAPs é o consumo do glúten, que não deve ser excluído da dieta quando o paciente já está com um consumo reduzido desses carboidratos de cadeia curta. Nesses casos, deve ser apenas reduzido da alimentação (Black *et al.*, 2022; Varjú *et al.*, 2017).

Dessa forma, as intervenções dietéticas mais recomendadas são o aumento da ingestão de água e fibras solúveis, principalmente em pacientes com constipação. No caso das fibras insolúveis, é necessário alertar que elas podem acabar aumentando o inchaço e as dores abdominais quando consumidas sem a ingesta adequada de água. Outra recomendação é reduzir o consumo de cafeína e álcool.

## DOENÇAS INFLAMATÓRIAS INTESTINAIS

Das doenças inflamatórias intestinais (DIIs), a doença de Crohn (DC) e a retocolite ulcerativa (RCU) são as que mais se destacam. São transtornos inflamatórios crônicos, cuja incidência vem aumentando nos últimos anos em todo o mundo. A prevalência é mais alta em países desenvolvidos, devido ao estilo de vida industrializado. São transtornos que resultam em uso frequente dos recursos de atenção à saúde (Zhou *et al.*, 2017; Lewis *et al.*, 2017).

A etiologia das DIIs ainda não foi inteiramente compreendida, mas envolve a interação do sistema imunológico gastrointestinal com fatores genéticos e ambientais. Os principais fatores ambientais incluem microrganismos residentes e transitórios no sistema gastrointestinal e nos componentes da dieta. As evidências mais atuais indicam a possibilidade de que as DII estejam associadas a uma resposta imune inadequada ou exacerbada a esses microrganismos em indivíduos geneticamente mais predispostos (Miyoshi *et al.*, 2017; Shan *et al.*, 2022).

A DC é caracterizada por lesões descontínuas que podem comprometer qualquer parte do sistema digestório, da boca ao ânus, sendo os segmentos do íleo terminal e cólon os mais afetados. Já a RCU é um transtorno inflamatório mais difuso e restrito ao cólon e reto, que afeta somente a mucosa e submucosa da mucosa intestinal. Diarreias recorrentes e sangue nas fezes são mais frequentes na RCU, assim como sintomas de náuseas e vômitos (Bilski *et al.*, 2019).

## Impacto das DIIs no estado nutricional

O início da DII ocorre mais frequentemente em pacientes entre 15 e 30 anos de idade, e os gêneros são igualmente afetados. Como as DIIs são caracterizadas por períodos de atividade aguda e remissão dos sintomas – sendo os mais comuns diarreia, presença de sangue nas fezes, dor e distensão abdominal, perda de peso e anorexia – o estado nutricional do indivíduo portador pode ser afetado (Morais *et al.*, 2020).

O estado nutricional está diretamente correlacionado à gravidade da manifestação das DIIs, podendo reduzir a capacidade das defesas imunológicas, aumentar a gravidade dos sintomas, aumentar necessidades nutricionais pela atividade da doença, gerar maiores efeitos colaterais de medicamentos (incluindo redução da absorção nutricional) e aumentar o risco de desnutrição. A resposta inflamatória sistêmica é um dos grandes causadores desses efeitos, mas ressalta-se também a redução da ingestão alimentar causada pelos sintomas gastrointestinais. Restrição de alimentos gordurosos, fibras solúveis cafeína, lactose, carboidratos simples e alimentos flatulentos são algumas das medidas adotadas durante o tratamento nutricional. Apesar da grande incidência de desnutrição, o número de pacientes obesos ou com sobrepeso vem aumentando nos últimos anos com o desenvolvimento de DIIs (Prince *et al.*, 2011; Morais *et al.*, 2020).

## Terapia nutricional

O objetivo da terapia nutricional nas DIIs é restaurar e/ou manter o estado nutricional do indivíduo portador. A dietoterapia aqui pode ser realizada pela alimentação oral, suplementação, terapia enteral ou parenteral, de acordo com a gravidade do caso e o período de atividade ou remissão.

A dieta deve ser individualizada e personalizada, pois deve ser totalmente ajustada ao estado e às necessidades nutricionais decorrentes da atividade da doença. Implicações como perda de peso, catabolismo proteico, anemia e hipoalbuminemia têm altas prevalências, que variam entre 40 e 75% dos casos. As deficiências nutricionais mais comuns, causadas pela redução da absorção, são de ferro, ácido fólico, vitamina B12, zinco, magnésio, cálcio, potássio, selênio e vitamina D (Silva *et al.*, 2016). Os suplementos orais podem ser bem-vindos para alcançar necessidades tanto calóricas e de proteínas quanto desses micronutrientes (Forbes *et al.*, 2017).

Em especial, a suplementação de ferro deve ser recomendada em todos os pacientes com DII quando houver anemia por deficiência de ferro. O ferro intravenoso deve ser considerado como tratamento de primeira linha em pacientes com DII clinicamente ativa, aqueles com intolerância prévia intolerância prévia ao ferro oral, aqueles com hemoglobina abaixo de 100 g/L e pacientes que precisam de agentes estimuladores da eritropoiese (ESPEN, 2023).

Em situações mais graves das doenças, em que a função do sistema digestório ainda é presente, a nutrição enteral deve ser uma opção válida, com uso de fórmulas poliméricas padrões. No acometimento grave do sistema digestório – como em casos de fístulas de alto débito, obstrução intestinal ou com cirurgias de ressecção – a terapia parenteral deve ser exclusiva. Em casos não tão graves, em que existe a lesão na mucosa intestinal, mas com o sistema digestório funcionante, pode-se optar pelo uso concomitante de enteral e parenteral (Silva *et al.*, 2016; Forbes *et al.*, 2017).

Muito recentemente, a ESPEN publicou o "Guideline on Clinical Nutrition in Inflammatory Bowel Disease" (2023), que recomenda:

- **Fornecimento de energia:** 30 a 35 kcal/kg/dia, se houver uma suspeita clínica de uma necessidade energética diferente em determinados estados de doença. Necessidades energéticas individuais devem ser determinadas usando calorimetria indireta e um fator de atividade física individual.

- **Fornecimento de proteínas:** as necessidades de proteína aumentam na DII ativa, e a ingestão deve ser aumentada (1,2-1,5 g/kg/dia em adultos). As necessidades de proteína em remissão geralmente não são elevadas, e o fornecimento deve ser semelhante (cerca de 1 g/kg/d em adultos) à recomendada para a população em geral.

Por fim, não existe, até o momento, nenhuma conclusão sobre um estilo dietético mais eficaz em promover a remissão das DIIs (ESPEN, 2023). O que se sabe, por meio de estudos observacionais e intervencionistas, é que alguns alimentos são menos ou mais aceitos de acordo com a fase ativa da doença. Por exemplo: evitar alimentos que aumentam flatulência, principalmente na fase ativa, como grãos, crucíferos, excesso de gorduras e temperos como pimenta, *shoyu*, molhos prontos; e consumir moderada e equilibradamente os alimentos ricos em fibras na fase de remissão, como frutas, verduras, legumes, grãos e cereais integrais.

Outras recomendações interessantes são:

- Fracionar refeições em 6 a 8 vezes ao dia, com porções pouco volumosas.
- Manter adequada hidratação.
- Evitar o consumo de alimentos refinados, industrializados e com adição de ingredientes químicos, como conservantes e edulcorantes.
- Ingerir carne vermelha com moderação (1-3 vezes/semana).
- Praticar atividade física moderadamente.

# CAPÍTULO 7
# DIETOTERAPIA NAS DOENÇAS HEPÁTICAS, BILIARES E PANCREÁTICAS

**Palavras-chave:** *doenças hepáticas; cirrose; pancreatite; dietoterapia; alimentos; nutrição.*

As doenças hepáticas, biliares e pancreáticas têm grande incidência no Brasil e no mundo, e causam grande impacto nutricional em seus portadores. A prevalência de desnutrição nessas patologias varia de 65 a 90% dos casos, principalmente naqueles mais graves. O impacto no estado nutricional é frequente, devido à disfunção de órgãos essenciais no metabolismo dos micros e macronutrientes, como o fígado, a vesícula biliar e o pâncreas (Shah *et al.*, 2022).

## DOENÇAS HEPÁTICAS

As consequências nutricionais das doenças hepáticas dependem do grau do insulto: um insulto hepático agudo pode gerar anorexia, hipoglicemia e sintomas gástricos, como náuseas e vômitos. Já os insultos de caráter crônico geram consequências também mais duradouras, como perda de massa muscular, redução sérica de vitaminas hidro e lipossolúveis, má absorção, má digestão e defeitos metabólicos consequentes da dificuldade de manter o equilíbrio glicêmico (Aller de la Fuente, 2022; Shah *et al.*, 2022).

O início do tratamento nutricional se dá com a avaliação do risco nutricional, realizado por meio do uso de métodos subjetivos, como a avaliação subjetiva global. O risco poderá ser relacionado ao estágio da doença, presença ou não de fibrose e a reversibilidade (Kerwin e Nussbaum, 2011).

Assim, os objetivos do tratamento nutricional são: recuperar a qualidade de vida, por meio da melhora funcional hepática; manter ou recuperar o peso corporal adequado; controlar o catabolismo proteico; manter o balanço nitrogenado, a síntese de proteínas de fase aguda e a regeneração hepática, sem aumentar o risco de encefalopatia hepática, além de auxiliar no controle de complicações/sintomas.

Das doenças hepáticas, as mais prevalentes são a doença hepática gordurosa não alcoólica (DHGNA) e a cirrose hepática. A DHGNA é uma doença de múltipla etiologia, o que faz com que ela tenha um perfil complexo. Os fatores desencadeantes podem ser inflamatórios, ambientais, dietéticos, metabólicos e genéticos, sem a presença de ingestão considerável de álcool (28 g/dia para mulheres e 42 g/dia para homens) (Chalasani *et al.* 2018; EASL, 2019). Já a cirrose hepática é diagnosticada pela presença de fibrose difusa no fígado, o que leva o paciente a sentir diversas alterações clínicas, como ascite, encefalopatia hepática e hemorragia digestiva, que favorecem a anorexia e a redução da ingestão e absorção de nutrientes (Traub *et al.*, 2021).

De forma resumida, o **Quadro 7.1** contém as principais indicações dietéticas para essas duas doenças hepáticas.

**Quadro 7.1:** Indicações nutricionais para a doença hepática gordurosa não alcoólica (DHGNA) e para cirrose hepática

| Indicações nutricionais | DHGNA | Cirrose hepática |
|---|---|---|
| Início do tratamento | Redução do peso corporal de 3 a 10%, para melhor controle e redução da inflamação. | Diagnosticar possível presença de encefalopatia hepática. |
| Carboidratos | Não há recomendações sobre restrição de fontes de carboidratos, porém recomenda-se o seguimento dos atributos da dieta mediterrânea. Alimentos com frutose adicionada devem ser evitados. | Dieta normoglicídica: 40-60% VET |
| Lipídios | Ácidos graxos saturados <7%; ácidos graxos monoinsaturados até 20%. Recomenda-se suplementação de ômega-3 para aqueles com hipertrigliceridemia, de acordo com ingestão dietética (EASL, 2019). | Dieta normolipídica: 25-30% VET. Recomenda-se monitoramento do consumo de colesterol. |
| Proteínas | 15-20% do VET, sem evidências para dietas com mais proteínas que esse limite. | Não há benefícios evidenciados com a dieta restrita em proteínas. Recomenda-se uso de 1,5 a 2,0 g/Kg/dia, com manejo do perfil de aminoácidos em casos de encefalopatia hepática (ver mais abaixo). |
| Energia | A restrição calórica de 500-1.000 kcal/dia pode facilitar a perda de peso. | 30-35 kcal/kg peso seco (sem edema)/dia |

DHGNA: doença hepática gordurosa não alcoólica; VET: valor energético total.
*Fonte: EASL (2019).

Além disso, a suplementação de Vitamina D é recomendada em todos os pacientes com doença hepática crônica em combinação com suplementação de (EASL, 2019, Fotros *et al.*, 2023):

- Cálcio → 1.000-1.500 mg / dia.
- 25(OH)D → 400-800 UI / dia ou 260 mg a cada duas semanas.

A encefalopatia hepática (EH) é uma das complicações mais complexas da cirrose e possuí alta prevalência de 30-45%. Embora potencialmente reversível, trata-se uma síndrome caracterizada por comprometimento da atividade mental, distúrbios neuromusculares e alteração da consciência. Seu desenvolvimento pode ocorrer quando a lesão hepática é de caráter crônico, e quando a função hepática se torna inábil no processo de eliminação e/ou transformação das toxinas dietéticas ou hepáticas. É uma condição que, se não tratada, aumenta o risco de mortalidade dos portadores (Aller de la Fuente, 2022; Rudler *et al.*, 2021).

A percepção de a EH ser multifatorial já está bem fundamentada na literatura. Entre os fatores mais discutidos, estão o excesso de metabólitos nitrogenados no sangue, edema cerebral e excesso de citocinas inflamatórias também circulantes.

A amônia é considerada uma toxina e seu excesso circulante pode causar ainda mais inflamação. É uma substância produzida no intestino, a partir de compostos nitrogenados da dieta, e um dos papéis mais importantes do fígado, nesse sentido, é a detoxificação da amônia. Com as altas concentrações no sangue, o paciente pode vivenciar sintomas como apatia, irritabilidade, desinibição, alterações na consciência e na função motora, além de sonolência e alterações circadianas (Fallahzadeh *et al.*, 2020). Todos esses sintomas pioram ainda mais o quadro da doença hepática crônica e colocam o paciente em um grau ainda mais elevado de risco nutricional.

A dietoterapia na EH prediz alguns conceitos relevantes (Fallahzadeh *et al.*, 2020; Aller de la Fuente, 2022):

- Ainda não se tem comprovação de que uma dieta hipoproteica possa proteger o paciente com EH, na hipótese de que uma restrição proteica reduza a geração de compostos nitrogenados. Até o momento, uma dieta com até 1,5 g de proteínas/kg/dia parece ser bem tolerada pela grande maioria dos pacientes.
- As proteínas de origem vegetal e dos leites e derivados podem melhorar o equilíbrio mental, uma vez que contêm

teores mais baixos de aminoácidos de cadeia ramificada (AACR) e mais altos de aminoácidos aromáticos (AAA) do que as proteínas das carnes. Os AAA competem com os aminoácidos essenciais valina, leucina e isoleucina (AACR) na barreira hematoencefálica, gerando menor captação cerebral dos AACR e maior sintomatologia no sistema nervoso central. A suplementação de AACR (0,2-0,25 g/kg/dia) pode ser considerada para melhorar o desempenho neuropsiquiátrico e atingir a ingestão recomendada de nitrogênio.

- A ingestão diária ideal de energia não deve ser inferior a 35 kcal/kg peso atual/dia (em indivíduos não obesos).
- Dieta adequada em fibras parece auxiliar na excreção de compostos nitrogenados. Para pacientes com EC, é essencial evitar a constipação.
- Na impossibilidade de administração alimentar via oral (normalmente, casos de EH estágios 3 e 4), recomenda-se a infusão de glicose e o aumento da oferta de proteínas de forma gradual, para se evitarem perdas proteínas e também o excesso proteico (>1,5 g/kg/dia).

## DOENÇA VESICULAR

### COLELITÍASE

A bile é secretada pelos hepatócitos e transportada para os ductos hepáticos, porém seu maior volume é armazenado na vesícula biliar. A colelitíase é caracterizada pela formação de cálculos nessa vesícula, sendo esses cálculos mais prevalentes em dietas pobres em fibras e dietas com alto teor de lipídios. Em casos mais graves, ainda pode ser acompanhada de complicações como colecistite, pancreatite e obstrução dos ductos biliares (Barré *et al.*, 2017).

Apesar disso, a colelitíase tem etiologia multifatorial, incluindo fatores dietéticos, genéticos e ambientais, como o excesso de gordura corporal, perda de peso rápida e acentuada, e alterações estruturais na própria vesícula biliar. É mais prevalente em mulheres, e os principais fatores que auxiliam na sua formação são a alteração na composição da bile, a estase biliar e a presença de muco e de cálcio na vesícula. A inflamação e o alto consumo de fontes de vitamina C (alimentos e suplementos) e de açúcar também podem corroborar.

### Dietoterapia na colelitíase

Apesar de não haver um tratamento dietético específico para colelitíase na literatura, o consumo não abusivo de açúcares, gorduras (especialmente as saturadas) e calorias no geral, aliado a uma gestão adequada de fibras, parece proteger contra a formação dos cálculos biliares.

Os indivíduos que consomem carboidratos refinados correm um risco 60% maior de desenvolver cálculos biliares em comparação com os que consomem mais fibras, em particular fibras insolúveis. Adotar uma dieta à base de vegetais e evitar períodos prolongados de jejum pode reduzir o risco de colelitíase.

O tratamento efetivo para essa condição é a colecistectomia, indicada em casos sintomáticos e naqueles com risco de evolução para alguma malignidade, como o câncer de vesícula. Vale ressaltar que, com a retirada da vesícula, o indivíduo ficará menos tolerante às gorduras da dieta, devendo seguir um plano adequado em alimentos gordurosos, calorias e fibras, como indica o **Quadro 7.2**. O período pós-colecistectomia pode ser acompanhado por sintomas como gastrite, diarreia, dor e/ou distensão abdominal.

**Quadro 7.2:** Recomendações dietéticas pós-colecistectomia

| |
|---|
| Ingerir gorduras de acordo com a tolerância. |
| Aumentar o consumo de fibras: até 25-30 g/dia. |
| Reduzir volume das refeições e aumentar o fracionamento. |
| O consumo de cafeína, produtos lácteos e açúcar pode agravar os sintomas. Realizar o planejamento dietético de acordo com a aceitação. |

Fonte: elaborado pela autora.

## DOENÇAS PANCREÁTICAS

### PANCREATITE AGUDA E CRÔNICA

A pancreatite é uma inflamação do pâncreas com a presença de edema, exsudato celular e necrose gordurosa. Pode variar desde leve e autolimitada até grave, com autodigestão, necrose e hemorragia do tecido pancreático. A pancreatite é classificada em aguda ou crônica; nesta última, a destruição pancreática é tão extensa que as funções exócrina e endócrina estão acentuadamente diminuídas, o que pode resultar em má digestão e diabetes *mellitus* (O'Brien e Omer, 2019).

A pancreatite aguda é uma inflamação súbita do pâncreas que geralmente é temporária e pode ser causada por cálculos biliares, consumo excessivo de álcool e medicamentos. Por outro lado, a pancreatite crônica é uma condição de longo prazo, na qual a inflamação persiste e lesiona o pâncreas ao longo do tempo. Isso pode resultar em problemas digestivos persistentes, diabetes e danos permanentes ao órgão. O álcool e o tabagismo são fatores de risco comuns para o desenvolvimento da pancreatite crônica, assim como algumas condições genéticas ou doenças metabólicas (Arvanitakis *et al.*, 2020).

O estado nutricional é fator determinante na evolução clínica da pancreatite aguda e crônica; a aguda pode ser leve (inflamação do pâncreas sem necrose), ou grave (necrosante), sendo esta última associada a estresse oxidativo, catabolismo e com desnutrição prevalente em mais de um quarto dos pacientes. Já na pancreatite crônica, quando a evolução da doença cursa com dor epigástrica, vômitos, diarreia, a ingestão dietética fica comprometida, e o estado nutricional, em risco (O'Brien e Omer, 2019; Arvanitakis *et al.*, 2020).

**Tratamento nutricional**

**Pancreatite aguda**

Há algumas décadas, o tratamento inicial para a pancreatite aguda era o repouso pancreático e intestinal, pelo estabelecimento do jejum. Atualmente, sabe-se que essa prática leva a atrofia intestinal, podendo reduzir capacidade absortiva, inflamação e translocação bacteriana. Assim, a ingestão oral nos dias atuais é liberada, devendo-se atentar para o alcance das demandas nutricionais e a geração de sintomas como dor e gastrointestinais (O'Brien e Omer, 2019; Arvanitakis *et al.*, 2020). O início da terapia nutricional deve seguir o esquema abaixo:

- Primeiras 24 horas: dieta com líquidos claros;
- Semilíquida com baixa quantidade de gorduras;
- 24 horas seguintes: evolução para dieta branca, com baixa quantidade de gorduras; e, nas horas seguintes, avaliar aceitação para novas evoluções da dieta;
- Se em cinco dias não for possível alcançar as demandas nutricionais, a terapia nutricional (enteral) será indicada. A indicação precoce é essencial para evitar maior perda de massa magra e complicações como a atrofia intestinal.

Segundo a European Society for Parenteral and Enteral Nutrition (ESPEN, 2020), as recomendações de macronutrientes e calorias na pancreatite aguda em terapia nutricional são (Arvanitakis *et al.* 2020):

- **Energia:** de 25 a 35 kcal/kg/dia de energia.
- **Proteínas:** 1,2 a 1,5 g/kg/dia (a menos que haja insuficiência renal ou insuficiência hepática grave).
- **Carboidratos:** 3 a 6 g/kg/dia (concentração plasmática de glicose não deve ultrapassar 10 mmol/L [180 mg/dL]).
- **Lipídios:** até 2 g/kg/dia de lipídios (triglicerídeos plasmáticos, 3 a 4 mmol/L [266 mg/dL]).

A dieta deve ser administrada via jejunal, em pequenos volumes (10-30 mL//h) de dieta elementar ou semielementar (10-30 mL/h). Suplementações na dieta enteral, como glutamina, probióticos ou a imunonutrição, não estão recomendadas. Já na dieta parenteral, caso seja indicada na insuficiência na enteral, o uso da glutamina reduz o tempo de internação e mortalidade (Arvanitakis *et al.* 2020).

**Pancreatite crônica**

Antes da realização da prescrição nutricional, a abstenção do uso de bebidas alcoólicas é imperativo para o sucesso no tratamento. Grande parte dos indivíduos com pancreatite crônica consegue consumir alimentos por via oral, na consistência normal. As recomendações dietéticas e nutricionais são:

- Dieta hipercalórica (35 kcal/kg/dia).
- Dieta hiperproteica (1,0 a 1,5 g/kg/dia).
- Dieta rica em carboidratos (50-60% VET).

- Dieta hipolipídica (0,7 a 1,0 g/kg/dia), dando preferência à gordura vegetal.
- Fracionamento da dieta de 4 a 6 pequenas refeições.
- Adequações na consistência da dieta, caso seja necessário.

Caso a dieta oral não consiga atender às demandas nutricionais, o uso de suplementos como proteínas hidrolisadas, triglicerídeos de cadeia média (TCM) e vitaminas lipossolúveis é incentivado. A nutrição enteral e a parenteral também fazem parte da dietoterapia para pancreatite crônica (O'Brien e Omer, 2019; Arvanitakis *et al.*, 2020).

# CAPÍTULO 8
## DIETOTERAPIA NAS DOENÇAS RENAIS

**Palavras-chave:** *doença renal crônica; lesão renal aguda; alimentos; dietoterapia; nutrição.*

O entendimento do adequado suporte nutricional nas doenças renais é fundamental para um tratamento completo e efetivo. As necessidades nutricionais variam de acordo com a progressão da Doença Renal Crônica (DRC), com necessidade de terapia dialítica, no período pós-transplante renal, na Lesão Renal Aguda (LRA) e na síndrome nefrótica. Este capítulo aborda os principais tópicos do suporte nutricional em cada uma dessas condições.

### SUPORTE NUTRICIONAL NA DOENÇA RENAL CRÔNICA NÃO DIALÍTICA

Os principais objetivos do suporte nutricional na DRC não dialítica (fase conservadora) são a redução da progressão da doença e manutenção do estado nutricional. Descontrole glicêmico e pressórico, assim como obesidade e padrão alimentar rico em gordura saturada, sódio e açúcares simples, é associado a comorbidades consideradas as principais causas da DRC, como o diabetes *mellitus*, hipertensão e glomerulonefrites (Global Burden of Disease Study, 2020).

Além disso, estudos experimentais demonstraram que dietas com altas quantidades de proteínas, também típicas dos padrões ocidentais, aumentam a pressão intraglomerular, levando a danos no glomérulo, aumento da geração de ureia e estresse oxidativo, o que pode levar ao aumento do risco cardiovascular e à redução da função renal ao longo do tempo (Brenner *et al.*, 1982). Dietas hipoproteicas (0,55-0,60 g/kg/dia) demonstram efeito oposto e, por isso, são atualmente recomendadas para a DRC não dialítica (Hahn *et al.*, 2018; Ikizler *et al.*, 2020). Dietas muito hipoproteicas (0,28-0,43 g/kg/dia) também podem ser indicadas, desde que sejam complementadas com cetoanálogos de aminoácidos para atingir a quantidade mínima recomendada de proteínas.

A progressão da doença pode causar redução do apetite e da ingestão alimentar, o que pode levar a processos de desnutrição (Kovesdy *et al.*, 2013). A condição *protein energy wasting*, caracterizada pela perda de estoques corporais de energia e de proteínas na população com DRC, é frequente nos estágios finais da doença (Fouque *et al.*, 2008; Carrero *et al.*, 2018). Com a necessidade de restrição proteica, atenção especial deve ser dada ao aporte calórico da dieta. Segundo o último "Guia de Nutrição para DRC" (Ikizler *et al.*, 2020), são necessários 25 a 35 kcal/kg/dia para manutenção do balanço nitrogenado e estado nutricional em indivíduos com DRC nos estágios de 1 a 5, pré-dialíticos. Outras recomendações de macro e micronutrientes se encontram na **Tabela 8.1**.

**Tabela 8.1:** Recomendação de nutrientes de acordo com a fase e tratamentos da doença renal crônica

| Nutrientes | Fase conservadora* | Hemodiálise | Diálise peritoneal |
|---|---|---|---|
| **Macronutrientes** ||||
| Proteínas (g/kg/dia) | DRC 3-5: 0,55-0,60 (não diabéticos) DRC 3-5: 0,60-0,80 (diabéticos) | 1,0-1,2 | 1,0-1,2 >1,5 se peritonite |

| | | | |
|---|---|---|---|
| Carboidratos (%VET) | 50-60 (de preferência, carboidratos complexos) | 50-60 (de preferência, carboidratos complexos) | 50-60 (de preferência, carboidratos complexos) |
| Fibras alimentares (g/dia) | 25-30 | 25-30 | 25-30 |
| Lipídios (% VET) | 25-35 (<10% de gorduras saturadas) | 25-35 (<10% de gorduras saturadas) | 25-35 (<10% de gorduras saturadas) |
| Micronutrientes | | | |
| Sódio (g/dia) | <2,3 (<6 g de sal/dia) | <2,3 (<6 g de sal/dia) | <2,3 (<6 g de sal/dia) |
| Potássio (mEq/dia) | 50-75 | 50-75 | 50-75 |
| Fósforo (mg/dia) | 1.000-1.500 (ou o necessário para manter fósforo sérico) | 800-900 (ou o necessário para manter fósforo sérico) | 800-900 (ou o necessário para manter fósforo sérico) |
| Cálcio (mg/dia) | 800-1.000 | 800-1.000 | 800-1.000 |
| Líquidos | | | |
| Água e outros líquidos | Sem restrições | Diurese residual de 24h +500-1.000 ml/dia | Sem restrições |

*Fase conservadora: estágios 1-5 não dialítico da DRC; VET: valor energético total.
Fonte: KDOQI clinical practice guideline for nutrition in CKD (2020); Kalantar-Zadeh e Fouque (2017).

## SUPORTE NUTRICIONAL NA DOENÇA RENAL CRÔNICA DIALÍTICA

Com grave redução da função renal, sinais e sintomas da DRC são exacerbados, e a terapia renal substitutiva pode ser indicada, podendo ser a terapia dialítica (hemodiálise ou diálise peritoneal) ou o transplante renal.

Na terapia dialítica, a prescrição da dieta deve ser hiperproteica, diferentemente da prescrita na DRC não dialítica. A recomendação da ingestão proteica deve levar em consideração a perda de aminoácidos e peptídeos (ocorrida no processo de hemodiálise), de proteínas (ocorrida no processo de diálise peritoneal) e do catabolismo proteico e possível perda de massa muscular corporal, pela redução das concentrações plasmáticas destes nutrientes. Essa recomendação varia de 1,0-1,2 g/kg/dia (Ikizler et al., 2020) e pode chegar a >1,5 g/kg/dia, em casos de peritonites em diálise peritoneal (Kiebalo et al., 2020).

Recomendações de ingestão calórica são as mesmas que as das terapias dialíticas, de 30-35 kcal/kg/dia (Ikizler et al., 2019); porém, na diálise peritoneal, devem ser consideradas as calorias provenientes da glicose absorvida da solução de diálise. Aproximadamente 60% da glicose da solução é absorvida pela via peritoneal, podendo ser maior ou menor de acordo com características da permeabilidade da membrana peritoneal dos indivíduos. Como a prescrição das soluções é totalmente individualizada, outras características, como concentração da glicose no dialisato, tempo de permanência no peritônio e número de trocas, também devem ser levadas em consideração para o adequado cálculo da ingestão calórica (Vychytil e Hörl, 2002). Outras recomendações de macro e micronutrientes se encontram na **Tabela 8.1**.

### SUPORTE NUTRICIONAL NO TRANSPLANTE RENAL

O uso de imunossupressores pode causar efeitos metabólicos importantes, que aumentam o risco nutricional no período pós-transplante renal. O aumento do catabolismo proteico e a perda de massa muscular elevam o risco de mortalidade pós--transplante, porém a reversão do quadro urêmico pode gerar aumento do apetite e, como consequência, aumento do consumo até dos alimentos mais limitados durante esse período (Martins et al., 2004; Nolte e Moore, 2018). Outras alterações metabólicas prevalentes são as dislipidemias, osteodistrofia, aumento da retenção de sódio, hiper ou hipopotassemia e obesidade com acúmulo de gordura central, que pode aumentar o risco de diabetes e doenças cardiovasculares.

Diante disso, a terapia nutricional de indivíduos transplantados deve fazer parte do tratamento e ser realizada de acordo com a fase do transplante. No pós-transplante imediato, a recomendação é que se mantenha uma dieta hiperproteica (1,3-2,0 kg/dia), e de energia de 30-35 kcal/kg/dia, com restrição moderada de sódio (80-100 mEq/dia) No pós-transplante tardio, a dieta deve ser normoproteica, respeitando a função renal e estágio da DRC, com aproximadamente 0,75 g/kg/dia para mulheres e 0,8 g/kg/dia para homens. A dieta deve atingir de 30-35 kcal/kg/dia para evitar catabolismo muscular (Goral e Bleicher, 2010; Chadban, 2010).

A quantidade de lipídios e carboidratos deve respeitar as recomendações para indivíduos adultos: entre 20 e 35% do valor energético total de lipídios, sendo menos de 10% de gorduras saturadas e 45-65% do valor energético total de carboidratos. Dietas com baixo índice glicêmico devem ser incentivadas para reduzir o risco de diabetes (Nolte e Moore, 2018). Não existem evidências robustas para recomendação de ácidos graxos ômega-3 no período pós-transplante (Lin et al., 2016).

## SUPORTE NUTRICIONAL NA LESÃO RENAL AGUDA (LRA)

O indivíduo acometido por LRA poderá apresentar diversas alterações metabólicas, como catabolismo proteico, alteração do metabolismo de aminoácidos, resistência à insulina, redução da lipólise, estado pró-inflamatório e depleção do sistema imune e antioxidante. Todas essas alterações promovem alterações do gasto energético, alto risco de desnutrição, redução de massa muscular, fragilidade e altas taxas de mortalidade. Assim, o gasto energético deve ser avaliado sempre que possível para melhor definição da quantidade calórica ofertada. O método padrão-ouro para essa avaliação é a medida por calorimetria indireta, porém fórmulas preditivas podem ser utilizadas. Estudos mostram que indivíduos com LRA grave podem apresentar estado hipermetabólico de 62%, ou ainda hipometabólico de 14% (Fiaccadori *et al.*, 2018).

A ingestão calórica deve ser garantida de acordo com seu gasto energético, deve atender a pelo menos 70% das necessidades, mas não mais do que 100%, para evitar a superalimentação. Recomendações variam de 20-35 kcal/kg/dia (Fiaccadori *et al.*, 2018; KDIGO, 2018). Algumas das soluções utilizadas na diálise podem ofertar calorias na forma de citrato (3 kcal/g), glicose (3,4 kcal/g) e lactado (3,62 kcal/g) e também devem ser contabilizadas.

Em relação ao conteúdo proteico da dieta, indivíduos com LRA sem diálise devem ingerir 1 g/kg/dia e aumentar gradativamente até 1,3 g/kg/dia, se bem tolerado. O paciente crítico com LRA deve ter uma dieta mais hiperproteica, podendo ser ofertado de 1,5 a 2,0 g/kg peso habitual/dia, em tratamento dialítico contínuo, para alcance do balanço nitrogenado neutro/positivo. Se a ingestão oral não atender a pelo menos 70% das necessidades nutricionais, mesmo com suplementos orais, terapia nutricional enteral ou parenteral deverá ser indicada (Fiaccadori *et al.*, 2018).

## SUPORTE NUTRICIONAL NA SÍNDROME NEFRÓTICA

A presença de proteinúria, hipoalbuminemia, edema, desequilíbrio hidroeletrolítico e dislipidemias caracteriza a síndrome nefrótica e merece atenção no seu manejo nutricional. A redução do consumo de sódio é fundamental para tratamento do edema – deve ser considerada a ingestão de até 3 g/dia (<100 mmol/dia), com restrição de líquidos (até 1,5 L/dia), com objetivo de perda de 0,5 a 1,0 kg/dia, para evitar transtornos eletrólitos, lesões renais e tromboembolismo como resultado da hemoconcentração (Kodner, 2016).

A dieta hiperproteica estimula a síntese de proteínas, entretanto pode piorar o quadro de proteinúria e hipoalbuminemia, além de agravar as outras complicações da síndrome nefrótica. Por isso, a dieta normoproteica (0,8-1,0 g/kg/dia) deve ser indicada. O tratamento de ácidos graxos ômega-3 associado às estatinas mostra-se benéfico no tratamento das dislipidemias (Bell *et al.*, 2012).

## USO DE SUPLEMENTOS ALIMENTARES

A indicação de suplementos nutricionais é individual e deve ser realizada de acordo com aumento das necessidades ou deficiências comprovadas. Na existência de risco de desnutrição (*protein energy wasting*) e se o consumo alimentar não atingir as recomendações, suplementos de calorias e proteínas são indicados em todas as fases da DRC. Terapias nutricionais enteral e parenteral também podem ser prescritas com o objetivo de recuperação e manutenção do estado nutricional. No **Quadro 8.1**, estão resumidas as recomendações para a suplementação de minerais e vitaminas, contidas no "Guia de Nutrição para DRC" (KDOQI, 2020).

## Quadro 8.1: Recomendações de suplementação de micronutrientes na doença renal crônica

| Nutriente | Recomendações nutricionais |
|---|---|
| Ácidos graxos ômega-3 | Na DRC dialítica, a suplementação não demonstrou efeitos benéficos significativos na mortalidade, ou redução nos episódios de rejeição do órgão pós-transplante. Entretanto pode ser indicada na fase conservadora para melhora do perfil lipídico (1,3-2,0 g ômega-3/dia). |
| Vitaminas do complexo B | A suplementação de não deve ser realizada de forma rotineira, por não haver evidências robustas que comprovem benefícios na redução da hiper-homocisteinemia ou proteção cardiovascular. Suplementação de vitamina B12, ácido fólico e complexo B pode ser indicada quando houver sinais e sintomas de deficiência. |
| Vitamina C | Indivíduos transplantados em risco de deficiência de vitamina C podem ser suplementados para equilibrar valores séricos. |
| Vitamina K | Não deve ser restrita na alimentação durante o período pós-transplante, porém não deve ser suplementada para que não haja interferência com anticoagulantes. |
| Vitamina D | Pode ser suplementada como colecalciferol ou ergocalciferol em casos de insuficiência ou deficiência. |
| Vitamina A e vitamina E | Doses excessivas devem ser evitadas devido ao risco de toxicidade, mas podem ser recomendadas desde que haja avaliação rotineira. |
| Zinco e selênio | Importantes minerais anti-inflamatórios, mas a suplementação rotineira não é recomendada devido à falta de evidências robustas. |

Fonte: KDOQI Clinical Practice Guideline for Nutrition in CKD (2020).

# CAPÍTULO 9
## DIETOTERAPIA NAS DOENÇAS PULMONARES

**Palavras-chave:** *doença pulmonar obstrutiva crônica; dietoterapia; nutrição; alimentos.*

A Organização Mundial da Saúde (OMS), em 2020, divulgou resultados importantes sobre as principais causas de incapacidade funcional do mundo. Com o aumento da longevidade, as doenças e condições de saúde que causam mais mortes são as responsáveis pelo maior número de anos de vida saudáveis perdidos. Doença cardíaca, diabetes, acidente vascular cerebral (AVC), câncer de pulmão e doença pulmonar obstrutiva crônica (DPOC) foram coletivamente responsáveis por quase 100 milhões de anos de vida saudáveis adicionais perdidos em 2019 em comparação com 2000 (OPAS, 2020).

A DPOC é caracterizada pela Global Initiative for Chronic Obstructive Lung Disease (GOLD) como uma doença respiratória que tem prevenção e tratamento; a obstrução crônica do fluxo aéreo é progressiva e associada a cascatas inflamatórias dos pulmões (GOLD, 2017). Tem como fatores de risco principalmente o tabagismo, a inalação de poeira ocupacional (orgânica e inorgânica), irritantes químicos, fumaça e infecções respiratórias. Deficiências de enzimas responsáveis pela ação dos brônquios são fatores de risco individuais (Yang *et al.*, 2022).

A prevalência da DPOC varia em diferentes regiões do mundo. Estimativas globais sugerem que cerca de 10% da população adulta pode ter DPOC, mas os números específicos podem variar dependendo de fatores como região, hábitos de fumar e exposição a poluentes. No Brasil, a prevalência de DPOC é de

17% entre adultos com mais de 40 anos; uma possível explicação para esse valor alarmante parece estar relacionada ao uso extensivo de fogões a lenha para as necessidades domésticas, em especial nas zonas rurais (Cruz e Pereira, 2020).

### DPOC E IMPACTO NO ESTADO NUTRICIONAL

A DPOC gera impacto sistêmico significativo, uma vez que dificulta a chegada de oxigênio às células e gera exaustão devido ao grande esforço respiratório. Algumas das consequências mais intensas são a anemia, osteoporose, doença arterial coronariana e a desnutrição.

O estado nutricional pode ser influenciado de várias maneiras pela DPOC. A dificuldade respiratória pode fazer com que seja mais difícil para as pessoas com DPOC comer adequadamente, levando à perda de peso não intencional. Além disso, o esforço respiratório aumentado durante a alimentação pode levar à fadiga, reduzindo o apetite. A doença também pode aumentar as necessidades de energia do corpo devido ao trabalho respiratório extra. Isso pode resultar em uma demanda maior por calorias, que, se não for suprida, pode levar à perda de peso e à desnutrição (Gea et al., 2014; Fernandes e Bezerra, 2006).

A perda de peso é um dos sinais clínicos de progressão da doença, que pode se manifestar como desnutrição ou, em casos mais graves, como a síndrome da caquexia pulmonar, em que há redução importante da capacidade funcional e aumento do risco de morte. Por isso, casos de DPOC grave têm relação inversa com o índice de massa corporal (IMC) (Gea et al., 2014; Benito Martínez et al., 2017).

## DPOC E TRATAMENTO NUTRICIONAL

A avaliação do risco de desnutrição na triagem nutricional é fundamental para combater a condição e reduzir a predição de mortalidade. O uso em conjunto da avaliação antropométrica, de composição corporal por bioimpedância elétrica, dosagens frequentes das proteínas séricas, além da anamnese alimentar, é condição essencial para se fechar um bom diagnóstico e dar início às intervenções nutricionais.

Para combater a desnutrição associada à DPOC, as recomendações nutricionais geralmente incluem 6 passos importantes (Gea *et al.*, 2014; Fernandes e Bezerra, 2006; Martínez *et al.*, 2017):

1. **Aumentar a ingestão calórica**: consumir alimentos ricos em calorias para suprir as necessidades energéticas extras devido ao esforço respiratório aumentado. No geral, indivíduos com DPOC apresentam 20% a mais de demanda energética do que aqueles sem a doença, em decorrência do esforço respiratório aumentado e contínuo. O uso de fórmulas de bolso para cálculo energético é recomendado (Slinde *et al.*, 2011):

> GET = peso corporal (kg) × 30
>
> GET = TMB × 1,7 (para DPOC instável + desnutrição)
>
> GET = TMB × 1,3 (para DPOC estável)

2. **Ingerir alimentos ricos em proteínas**: optar por fontes de proteína magra, como carnes magras, peixes, ovos, laticínios com baixo teor de gordura, leguminosas e nozes,

para ajudar na recuperação muscular e reabilitação pulmonar. As quantidades sugeridas são de 1,2 a 2,0 g de proteínas/kg de peso atual/dia, dependendo do grau de desnutrição e da doença.

3. **Focar refeições menores e mais frequentes:** comer porções menores com mais frequência pode ser mais fácil para quem enfrenta dificuldades respiratórias ao comer.

Em casos de anorexia:

- Ingerir alimentos mais calóricos primeiro.
- Fracionar a dieta com os alimentos favoritos.
- Reduzir consumo dos FODMAPs (ver mais no **Capítulo 6**).

Em casos de dispneia e intensa incapacidade física:

- Efetuar higiene oral eficiente.
- Fracionar alimentação durante o dia.
- Mastigar lentamente e com descanso entre as refeições.

Em casos de saciedade precoce:

- Ingerir inicialmente os alimentos mais energéticos.
- Limitar líquidos durante as refeições.
- Dar preferência aos alimentos frios.

4. **Incluir alimentos ricos em nutrientes:** priorizar frutas, legumes, grãos integrais e gorduras saudáveis para garantir a ingestão adequada de vitaminas, minerais e fibras. Suplementar em especial: calorias, proteínas, zinco, selênio, vitamina C e vitamina E, por seus potenciais

efeitos antioxidantes, para aumentar a força muscular e evitar complicações.

5. **Manter-se hidratado:** ingerir líquidos suficientes para evitar a desidratação, especialmente durante crises respiratórias.

6. **Trabalhar com equipe multiprofissional:** os exercícios físicos têm efeitos positivos no processo anabólico, especialmente com suplementação adequada e ajustada às necessidades.

# CAPÍTULO 10
## DIETOTERAPIA NAS ANEMIAS CARENCIAIS

**Palavras-chave:** *anemia; ferro; cianocobalamina; dietoterapia; alimentos; nutrição.*

A anemia afeta quase um terço da população mundial atualmente, contribuindo para o aumento da morbimortalidade, redução da produtividade no trabalho, do aprendizado na escola e limitando o desenvolvimento neurológico (Chaparro e Suchdev, 2019). Os danos endoteliais causados pela redução da contagem de células vermelhas do sangue e, consequentemente, da perfusão de oxigênio e provocação da hipóxia tissular podem ser causados pelo estresse oxidativo e inflamação, além da carência de nutrientes específicos (Chaparro e Suchdev, 2019; Moreira, 2019). A etiologia da anemia pode ser multifatorial, mas entender o que levou ao seu desenvolvimento é a chave para intervenções nutricionais e medicamentosas efetivas.

Neste capítulo, serão detalhadas as intervenções nutricionais para os dois tipos de anemias carenciais mais comuns: a **anemia ferropriva** e a **macrocítica**.

### ANEMIA FERROPRIVA

A anemia ferropriva é desenvolvida quando a dieta não supre as necessidades de ferro, principalmente em períodos da vida em que as demandas são maiores, como na fase de crescimento (fase pediátrica) e durante a gestação, ou então em casos nos quais a depleção de ferro for maior que a ingerida, como na menstruação ou em cirurgias de grande porte.

O tratamento da anemia ferropriva deve ser realizado com a adequada suplementação de ferro. O Ministério da Saúde (2014) elaborou um guia para esse tratamento, de acordo com a faixa etária do paciente. O **Quadro 10.1** traz um resumo desse guia.

**Quadro 10.1:** Esquema de suplementação de ferro alimentar recomendado pelo Ministério da Saúde (2014)

| Suplementação de ferro elementar |
|---|
| 3 a 6 mg/kg/dia de ferro elementar (no máximo até 60 mg/dia) para crianças. |
| 60 a 200 mg/dia de ferro elementar associado a 400 mg/dia de ácido fólico para gestantes. |
| 120 mg/dia de ferro elementar para adultos. |
| 15 mg/dia de ferro elementar para idosos. |

Fonte: Brasil (2014).

É importante ressaltar que o sulfato ferroso é o suplemento mais recomendado, em função do custo, da solubilidade e da capacidade de absorção. Além da suplementação, uma avaliação dietética minuciosa deve ser realizada pelo nutricionista a fim de auxiliar na absorção do ferro e evitar novas recidivas da anemia (Brasil, 2014). A melhoria das práticas alimentares deve ser incentivada por meio de:

- Enriquecimento da dieta com alimentos fontes de ferro.
- Ingestão de fontes de ferro heme (maior absorção).
- Ingestão de alimentos com vitamina C (auxilia na absorção de ferro).
- Uso de pré/pro ou simbióticos: redução do fitato, que interfere na absorção de ferro alimentar.

O ferro heme está presente em alimentos de origem animal e apresenta taxas de 15 a 35% de absorção. O ferro não heme está presente em alimentos de origem vegetal, e sua absorção é dependente de processos orgânicos de perdas e consumo alimentar e da quantidade de vitamina C na alimentação, que facilita sua absorção (Cozzolino, 2016).

O nutricionista deve atentar-se aos ajustes necessários para reduzir o risco de anemia. Portanto, saber sobre alimentos-fonte de ferro e vitamina C é essencial. A **Tabela 10.1** traz algumas das principais fontes e as quantidades disponíveis a cada 100 g desses dois elementos.

**Tabela 10.1:** Fontes alimentares de ferro e vitamina C

| Fontes dietéticas de ferro | Quantidade em 100 g | Fontes dietéticas de vitamina C | Quantidade em 100 g |
| --- | --- | --- | --- |
| Fígado bovino | 13,4 mg | Acerola | 1.700 mg |
| Ovo de galinha | 2,9 mg | Goiaba | 273 mg |
| Farinha de milho | 31,0 mg | Caju | 252 mg |
| Flocos de aveia | 4,6 mg | Mexerica | 112 mg |
| Feijão-preto | 9,8 mg | Brócolis | 115 mg |
| Feijão-carioca | 6,9 mg | Couve-flor | 73 mg |
| Shimeji | 1,4 mg | Páprica | 138 mg |

Fonte: Tabela Brasileira de Composição dos Alimentos (TBCA, 2023).

A suplementação adequada, associada às alterações dietéticas necessárias, deve ser realizada por seis meses, ou então até a resolução da anemia constatada pela dosagem bioquímica de hemograma (hemoglobina [Hb], hematócrito [Ht], volume corpuscular médio [VCM] e amplitude da distribuição dos eritrócitos [RDW]) e também de parâmetros do metabolismo do ferro (ferro, ferritina, transferrina e capacidade total de ligação do ferro). Caso seja decisão da equipe multidisciplinar, a suplementação pode continuar por até 3 meses ainda após a melhora (Fisberg *et al.*, 2017).

A suplementação de ferro pode gerar alterações no trato gastrointestinal, que podem ser incômodas e reduzir a qualidade de vida de indivíduos menos tolerantes. Entre essas alterações, estão: náuseas, vômitos, constipação intestinal ou diarreia e flatulência. Indivíduos que não conseguirem tolerar a suplementação via oral podem recebê-la por via intravenosa ou intramuscular (Fisberg *et al.*, 2017).

Embora a correção sérica do ferro seja essencial para revolucionar a anemia ferropriva, outros dois nutrientes também são importantes nessa patologia, por estarem diretamente relacionados ao metabolismo do ferro: a vitamina A e o cobre (Cançado *et al.*, 2010; Cozzolino, 2016).

| VITAMINA A |
| --- |
| Tem efeito regulatório direto sobre a produção de eritropoetina. |
| Modifica a liberação ferro dos tecidos em resposta a infecções. |
| Auxiliar na absorção de ferro na barreira intestinal. |

| COBRE |
| --- |
| Auxilia no transporte de ferro. |

A deficiência tanto de vitamina A quanto de cobre pode também promover aumento do risco de anemia ferropriva (Fisberg *et al.*, 2017; Cozzolino, 2016).

## ANEMIA MACROCÍTICA

A anemia macrocítica pode ser megaloblástica, sendo a principal causa a deficiência de vitamina B12 e folato, e não megaloblástica, que geralmente é causada por disfunção hepática crônica, hipotireoidismo, transtorno por uso de álcool ou distúrbios mielodisplásicos. A correção da anemia megaloblástica deve ser realizada com a adequada suplementação e a orientação de plano alimentar rico nesses nutrientes (Zwahlen, 2023).

O uso, a forma de administração e a dosagem da suplementação de vitamina B12 depende do grau de déficit e a capacidade de absorção intestinal. A vitamina B12 é dependente do fator intrínseco (FI) para ser absorvida. Em casos de doenças gástricas, envelhecimento ou qualquer outra condição em que o FI esteja reduzido, a administração oral da vitamina B12, seja por suplementos ou pelos alimentos, pode ser comprometida (Cozzolino, 2016).

Alimentos ricos em folato são as frutas e vegetais crus, uma vez que o folato é termossensível; e as fontes de B12 são exclusivamente de origem animal.

## O vegetarianismo e as anemias

Um estudo brasileiro publicado em 2021 teve como objetivo avaliar os níveis séricos de ferritina e a prevalência de deficiência de ferro em indivíduos veganos e onívoros. Os parâmetros foram avaliados em 1.340 indivíduos – 422 homens, 225 mulheres que não menstruam e 693 mulheres que menstruam –, com base em hábitos alimentares onívoros ou vegetarianos. Como resultado, a deficiência real de ferro foi avaliada e não foi maior entre os vegetarianos, exceto em mulheres com ciclos menstruais regulares. Em comparação com os vegetarianos, as mulheres que não menstruam e os homens tiveram a mesma prevalência de deficiência de ferro quando seguiram uma dieta onívora (Slywitch, 2021).

Assim conclui-se que uma alimentação equilibrada e variada – com os grupos alimentares presentes de forma rotineira, como frutas, verduras, legumes, oleaginosas, lácteos e fontes proteicas tanto animais quanto vegetais – auxilia na prevenção das anemias nutricionais. A suplementação de qualquer nutriente deve ser realizada mediante comprovação da deficiência, devendo ser realizada de forma isolada e individualizada.

Vale destacar que o tratamento nutricional para a anemia tem que ser realizado em conjunto com a equipe de saúde, em especial o hematologista. O cuidado precisa ser centrado no indivíduo, com respeito às suas limitações, aversões, preferências e escolhas pessoais. O nutricionista, junto a essa equipe, deve investigar possíveis causas de redução da capacidade absortiva do intestino, avaliar falhas na ingestão dietética habitual que possam gerar risco de anemia, e também avaliar a necessidade de suplementação para corrigir a deficiência.

# CAPÍTULO 11
# DIETOTERAPIA NAS DOENÇAS ÓSSEAS E REUMÁTICAS

**Palavras-chave:** *osteoporose; inflamação; doenças inflamatórias; alimentos; dietoterapia; nutrição.*

O osso é um tecido vivo que se renova com mais intensidade nas primeiras três décadas de vida – após os 35 anos, esse processo de renovação acaba se revertendo. E é por isso que doenças crônicas como a osteopenia e a osteoporose são tão prevalentes na população em geral: a prevalência pode variar de 4 a 52%, sendo mais frequente em países desenvolvidos (Xiao *et al.*, 2022). No Brasil, estima-se que existam mais de 10 milhões de pessoas convivendo com a osteoporose, mas apenas 20% sabem que têm a doença, que provoca 200 mil mortes por ano no país (Associação Brasileira de Avaliação Óssea e Osteometabolismo, 2024).

A osteoporose e a osteopenia são doenças metabólicas caracterizadas pela redução da massa óssea e pela deterioração da sua microarquitetura, com consequente aumento da fragilidade óssea e do risco de fraturas. Além das fraturas, as complicações clínicas dessas doenças ósseas incluem dor crônica, deformidade, redução da mobilidade, piora da qualidade de vida e aumento da mortalidade (Brasil, 2022).

## NUTRIÇÃO NA OSTEOPENIA E OSTEOPOROSE

A formação da massa óssea é diretamente relacionada à ingestão de proteínas, cálcio, fósforo, vitamina D e à prática frequente de atividade física. Fatores genéticos, endócrinos, nutricionais e físicos (idade e gênero) podem acelerar a perda de massa óssea, que tem seu pico normal em mulheres na faixa etária de 40-50 anos e em homens com idade entre 60-70 anos (Rizzoli, 2014).

A dietoterapia nas doenças ósseas tem como objetivos principais:

- Ajudar no alcance do pico de massa óssea.
- Evitar a redução da densidade mineral óssea (DMO).
- Ajudar no tratamento médico da osteoporose.

Não devemos normalizar a perda de massa óssea, pois ela pode ser prevenida e controlada! Enquanto os fatores não modificáveis dessas doenças são a idade, o sexo, histórico familiar e uso de medicamentos como os corticoides, os fatores modificáveis das doenças ósseas são o tabagismo, o sedentarismo, a deficiência de vitamina D e a dieta insuficiente, principalmente em proteínas, cálcio e fósforo.

## PROTEÍNAS

A ingestão adequada de proteínas recomendada pelo IOM para adultos e idosos de ambos os sexos é de 0,8 g/kg de peso corporal por dia, ou então de 10-15% do valor energético total (VET). Essa quantidade é considerada suficiente para controle das doenças ósseas, e uma quantidade um pouco maior, de 1,2 g/kg/dia, é mais indicada para casos preventivos de osteopenia ou osteossarcopenia (Soares *et al.*, 2019).

Em relação à fonte proteica, estudos recentes apontam que, devido ao perfil de aminoácidos, as proteínas de origem animal são as mais indicadas para reduzir risco de faturas. Entretanto, sendo parte importante das preferências do paciente, ele não terá prejuízos em consumir uma dieta onívora, desde que atenda às recomendações de 0,8-1,2 g de proteínas/kg/dia (Langsetmo *et al.*, 2017).

## CÁLCIO

A ingestão desse mineral deve seguir as recomendações das DRIs (Institute of Medicine, 2011), podendo, portanto, variar de acordo com a idade e o sexo, como mostra **Tabela 11.1**.

**Tabela 11.1:** Recomendações para ingestão de cálcio

| Faixa etária e gênero | Recomendação RDA (DRIs) |
|---|---|
| 9-18 anos | 1.300 mg/dia |
| Mulheres >19 anos | 1.000-1.200 mg/dia |
| Homens >19 anos | 800-100 mg/dia |

RDA: *recommended dietary allowance*; DRIs: *dietary reference intakes*.
Fonte: IOM (2011).

As melhores fontes de cálcio são:

- Leite e derivados.
- Peixes (pintado e sardinha).
- Hortaliças verde-escuras (agrião, couve, espinafre, manjericão, rúcula e salsa).
- Algumas castanhas (amêndoas e castanha-do-pará).

**Observação:** recomenda-se cuidado especial com alimentos ricos em taninos e fitatos. Esses antinutrientes formam complexos insolúveis durante a fase de trânsito intestinal e, por isso, reduzem a absorção do cálcio, o que resulta no seu mau aproveitamento. O consumo de fontes de cálcio e fontes de fitato e taninos deve acontecer separadamente.

A suplementação de cálcio deve ocorrer de forma a atender às necessidades do mineral, sem ultrapassar as recomendações das DRIs citadas anteriormente. Assim, a suplementação deve ser prescrita individualmente, após adequada investigação do consumo alimentar e seu aproveitamento. As populações de maior risco a uma dieta insuficiente em cálcio são as gestantes e crianças, por estarem em fase de desenvolvimento, e os intolerantes à lactose por deixarem de consumir alimentos lácteos. Mulheres na perimenopausa ou pós-menopausa e aqueles já com redução da massa óssea diagnosticada podem requerer quantidades maiores de cálcio na suplementação, nunca ultrapassando a *tolerable upper intake level* (U), por aumentar riscos à saúde (Zhu e Prince, 2012; Ortega *et al.*, 2021). Recomenda-se que a suplementação de cálcio, sendo o carbonato de cálcio o mais biodisponível, seja realizada com a vitamina D.

**Fósforo**

Fósforo e cálcio precisam estar em equilíbrio para que haja a remodelação óssea. Se existe a hiperfosfatemia (excesso de fósforo no sangue), a concentração de fósforo sérico é diminuída, e isso gera uma sinalização direta para o hormônio paratireoidiano (PTH) restabelecer esse equilíbrio. O PTH atua no aumento da reabsorção de cálcio pelos rins e redução da reabsorção de fósforo. Por isso, o consumo adequado de alimentos fontes de fósforo também é essencial para controle das doenças ósseas (Kemi *et al.*, 2010; Mihatsch *et al.*, 2021).

As principais fontes alimentares de fósforo são:

- Leite e derivados.
- Peixes (pintado, lambari e sardinha).
- Algumas castanhas (amêndoas e castanha-do-pará).

## CONSIDERAÇÕES FINAIS

Fatores como o envelhecimento, deficiência de cálcio, falta de atividade física, menopausa e fatores genéticos podem aumentar o risco de doenças ósseas, em especial a osteoporose. A prevenção inclui dieta adequada em proteínas, cálcio, fósforo e vitamina D, atividade física regular e fazer seu acompanhamento médico e dos profissionais da saúde evolvidos no caso.

## DOENÇAS REUMÁTICAS

As principais doenças reumáticas (ou reumatológicas) são:

- Lúpus eritematoso sistêmico (LES);
- Osteoartrite (AO);
- Artrite reumatoide (AR);
- Fibromialgia;
- Gota (artrite gotosa);
- Osteoporose.

Essas doenças têm em comum características de inflamação crônica e insidiosa, que pode afetar todas as faixas etárias e gêneros. O objetivo do tratamento nutricional, nesse sentido, é promover o controle do processo inflamatório e suas consequentes complicações clínicas, como doenças cardiovasculares, obesidade e perda de massa óssea. A avaliação do *status* nutricional, com a avaliação física, dietética e bioquímica, frente ao diagnóstico clínico, auxilia na indicação dos nutrientes-alvo a serem mais adequadamente prescritos para o controle da inflamação (Hurtado-Torres *et al.*, 2015).

O **Quadro 11.1** descreve resumidamente as características principais destas doenças.

## Quadro 11.1: Características gerais das doenças reumatológicas

| Doença | Características |
|---|---|
| Lúpus eritematoso sistêmico (LES) | Doença crônica, autoimune e multissistêmica, caracterizada por inflamação generalizada de vasos sanguíneos e tecido conjuntivo. Acomete articulações, pele, mucosas, células sanguíneas, rins, cérebro, coração e pulmão.<br>Pode levar à falência de órgãos vitais ou ao comprometimento definitivo de suas funções. |
| Osteoartite (OA) | Osteoartrose, artrose ou doença articular degenerativa: desgaste da cartilagem articular e alterações ósseas.<br>É a doença reumática mais prevalente, principal causa de incapacidade física e diminuição da qualidade de vida >65 anos.<br>Acomete principalmente as articulações que suportam peso (joelhos e quadris).<br>Excesso de peso pode favorecer o aparecimento da doença ou piorar o quadro quando ela já está instalada. |
| Artrite reumatoide (AR) | Doença inflamatória sistêmica, crônica e autoimune.<br>Inflamação da membrana sinovial das articulações, podendo levar à destruição óssea e cartilaginosa.<br>Quadros cutâneos, oculares, pleuropulmonares, cardíacos, hematológicos, neurológicos e osteometabólicos também são frequentes.<br>A evolução da doença é progressiva, podendo levar a desvios e deformidades irreversíveis. |
| Fibromialgia | Presença de dor musculoesquelética crônica, difusa.<br>Acompanhada de fadiga, distúrbios do sono, cefaleia, cólon irritável e alterações de humor, que podem causar prejuízos físicos e psicológicos.<br>Alterações no estado nutricional dessa população, sendo o sobrepeso e a obesidade mais comuns. |
| Gota (artrite gotosa) | Doença inflamatória, metabólica, com hiperuricemia (alta produção ou baixa eliminação de ácido úrico).<br>Resultante do depósito de cristais de ácido úrico nos tecidos e nas articulações. Causa dor, sensibilidade, rubor, calor e edema.<br>Pode estar associada a litíase renal e DRC.<br>Tratamento nutricional: redução de purinas, álcool, bebidas açucaradas, correta hidratação e adequação do peso corporal. |

Fonte: elaborado pela autora.

Devido ao fato de a inflamação ser a principal característica que envolve a fisiopatologia dessas doenças, a intervenção nutricional primordial deve ser contra o agravamento dessa condição (Hurtado-Torres *et al.*, 2015). Portanto apostar num plano alimentar com nutrientes anti-inflamatórios é imperativo. No Brasil, existe uma infinidade de variedades alimentares que contêm, naturalmente, substâncias anti-inflamatórias. Sendo assim, manter o equilíbrio e a variedade nas escolhas alimentares torna-se um ponto-chave na prescrição dietética.

Os principais nutrientes anti-inflamatórios e suas respectivas fontes estão listadas abaixo (Cozzolino, 2016):

- **A-tocoferol.** Fontes: cereais integrais, nozes, peixes, semente de girassol, espinafre e óleos vegetais.
- **B-carotenoides.** Fontes: cenoura, abóbora, espinafre, couve e fígado.
- **Cálcio.** Fontes: laticínios, couve, espinafre e sardinha.
- **Niacina (vitamina B3).** Fontes: cogumelos, carne, peixe, amendoim, aspargos, ervilhas, framboesa e melão.
- **Ômega-3.** Fontes: óleo de peixe e óleos vegetais, como linhaça, prímula, canola e soja, assim como os peixes salmão, arenque, sardinha e atum.
- **Vitamina B12.** Fontes: todos os alimentos de origem animal.
- **Vitamina C.** Fontes: frutas cítricas (como acerola, mexerica, abacaxi, limão e laranja), brócolis e tomate.
- **Vitamina D.** Fontes: exposição solar adequada, salmão, atum, fígado e ovos.
- **Vitamina K.** Fontes: vegetais verde-escuros, como espinafre, escarola, couve e brócolis.
- **Selênio.** Fontes: nozes e castanhas, cereais integrais, peixes, frango, frutos do mar, ovos e sementes de girassol.

Mais uma vez, o estilo dietético que mais se destaca no combate à inflamação e às doenças de base inflamatória, como as doenças reumatológicas, é a dieta do Mediterrâneo. Essa dieta apresenta principalmente vegetais, cereais não refinados, frutas, legumes, peixes e azeite de oliva extravirgem, associados a uma ingestão moderada de ovos, aves, laticínios e baixo consumo de açúcar refinado e carne vermelha. Uma revisão sistemática de 2018 (Morales-Ivorra *et al.*, 2018) descreve, de forma especial, a relação positiva entre o seguimento da dieta do Mediterrâneo e a osteoartrite: aqueles que mais seguiram a dieta tiveram maior redução de citocinas inflamatórias e de degradação da cartilagem.

# CAPÍTULO 12
## DIETOTERAPIA NAS DOENÇAS NEOPLÁSICAS

**Palavras-chave:** *câncer; tumor; dietoterapia; alimentos; nutrição.*

Segundo a Organização Mundial da Saúde (OMS), o câncer é a segunda principal causa de morte no mundo, tendo sido responsável por 9,6 milhões de mortes em 2018. Em todo o planeta, uma em cada seis mortes está relacionada com a doença. Aproximadamente 70% das mortes por câncer ocorrem em países de baixa e média renda (OMS, 2024). O aumento da incidência de mortes por câncer é relacionado ao tratamento prolongado dessa doença, que faz com que o paciente vivencie sintomas como dores e redução da qualidade de vida (Mills *et al.*, 2022).

Também de acordo com a OMS, 30 a 50% dos cânceres podem ser prevenidos evitando-se os fatores de risco e realizando as intervenções de forma precoce. Os principais fatores de risco são o tabagismo, o sobrepeso e a obesidade (OMS, 2024). De forma importante, cerca de 30% dos cânceres são diretamente ligados ao padrão alimentar, e a baixa ingestão de frutas e legumes aumenta o risco de desenvolvimento em 2 vezes (Vasconcelos *et al.*, 2019).

Evidências demonstram que, em adultos e idosos, os padrões alimentares caracterizados por vegetais, frutas, legumes, nozes, grãos integrais, óleos vegetais insaturados e peixe, carne magra ou aves quando a carne foi incluída, estão associados à redução do risco de mortalidade por todas as causas, inclusive nas doenças neoplásicas (David *et al.*, 2023). Este capítulo abordará como deve ser realizado o tratamento nutricional no câncer.

## ESTADO NUTRICIONAL E CÂNCER

Fatores inerentes à doença, como o tipo e estágio do câncer, presença de inflamação sistêmica, baixa ingestão alimentar e ausência de resposta à terapia anticâncer podem aumentar o risco de desnutrição. A caquexia é a expressão máxima da desnutrição no câncer (Fearon *et al.*, 2011). A caquexia refratária pode ser resultado de doença avançada ou ausência de resposta à terapia anticâncer, com expectativa de vida menor que 3 meses (Fearon *et al.*, 2011). A caquexia pode reduzir a resposta antitumoral e aumentar o risco de mortalidade precoce.

Dessa forma, as metas do nutricionista frente a um paciente com câncer devem ser relacionadas à investigação, identificação e resolução do risco de desnutrição (ou caquexia). Durante a assistência nutricional, o nutricionista deve realizar triagem de risco nutricional, avaliação física, antropométrica e dietética e realizar o cálculo das necessidades calóricas e proteicas para agir da forma mais precoce possível (Brasil, 2009). A prevenção ou reversão dos quadros de desnutrição melhora o balanço nitrogenado, reduz a proteólise e melhora a resposta imune do paciente.

Na avaliação nutricional, os seguintes parâmetros devem ser analisados (Brasil, 2009):

- Medidas antropométricas (IMC, dobras e circunferências).
- Análise da composição corporal por bioimpedância elétrica (massa intra e extracelular, ângulo de fase).
- Exames bioquímicos, como albumina, pré-albumina, transferrina, e contagem total de linfócitos (CTL).
- Sintomas do trato gastrointestinal relacionados ao câncer ou ao seu tratamento.

**Observação:** desidratação, hiperidratação, síndrome nefrótica e insuficiência hepática podem interferir na interpretação dos resultados.

## TRATAMENTO NUTRICIONAL NAS DOENÇAS NEOPLÁSICAS

Uma vez constatado o risco, ou a desnutrição propriamente dita, a intervenção nutricional mais adequada deve ser realizada, seja na mudança da consistência da dieta, do fracionamento das refeições, seja na indicação de suplementos orais específicos; ou, ainda, deve-se proceder à terapia nutricional enteral e parenteral. A dieta enteral deverá ser prescrita caso a ingestão dietética oral esteja abaixo de 60% das suas demandas nutricionais.

### Recomendações calóricas

As recomendações calóricas, segundo o Instituto Nacional de Câncer (INCA), a European Society for Clinical Nutrition and Metabolism (ESPEN), as "Diretrizes Brasileiras em Terapia Nutricional" e os "ESPEN Guidelines for Adult Parenteral Nutrition", devem variar de 20 a 45 kcal/kg/dia, a depender do estado nutricional atual, dos objetivos em relação ao balanço nitrogenado e à capacidade de deambulação.

As fórmulas de bolso também podem ser utilizadas em casos de necessidade de maior praticidade:

> 20-35 kcal/kg/dia: para obesos ou em realimentação.
> 35-45 kcal/kg/dia: para ganho de peso ou em repleção

### Recomendações proteicas

As recomendações proteicas, segundo o Instituto Nacional de Câncer (INCA), a European Society for Clinical Nutrition and Metabolism (ESPEN), as "Diretrizes Brasileiras em Terapia Nutricional" e os "ESPEN Guidelines for Adult Parenteral Nutrition", devem variar de 1,0 a 2,0 g de proteínas/kg/dia, a depender do grau de estresse metabólico e catabolismo. Vale a ressalva de que a dieta deve se manter hipoproteica (0,5 a 1,0 g de proteína/kg/dia) caso o paciente também apresente comprometimento renal ou hepático.

As fórmulas de bolso também podem ser utilizadas em casos de necessidade de maior praticidade:

> 1,0 a 1,2 g/kg/dia quando não houver complicações.
> 1,1 a 1,5 g/kg/dia quando houver estresse moderado.
> 1,5 a 2,0 g/kg/dia quando houver estresse grave

A ingestão alimentar deve ser adaptada às condições, limitações e preferências do paciente; deve atender às necessidades nutricionais diárias e deve ser fracionada de 4 a 6 refeições de pouco volume, respeitando efeitos colaterais do trato digestório advindos da terapia antitumoral. A suplementação oral pode ser indicada, com o objetivo de reforçar o fornecimento de macro e micronutrientes e, assim, auxiliar na manutenção do estado nutricional (Vasconcelos *et al.*, 2019).

As indicações de terapia enteral e parenteral devem seguir as seguintes recomendações:

*Terapia nutricional enteral*

- Indicada no risco de desnutrição (consumo de menos de 75% das necessidades diárias),
- Posição pré ou pós-pilórica, desde que apresente trato gastrointestinal funcionante.
- IMC <18,5 kg/m² ou anorexia.
- Redução do peso >10% em 6 meses.
- Obstrução via oral pelo tumor/disfagia.
- Pode ser polimérica. Deve ser ofertada pré-cirurgia para desnutrição.

*Terapia nutricional parenteral*

- Indicada quando houver imitações à utilização das vias oral e enteral.
- Pacientes hemodinamicamente estáveis.
- TNP pré-cirurgia deve limitar-se a 7 a 14 dias.

**Terapia de imunonutrição no câncer**

Padrões alimentares específicos (como, por exemplo, dieta de origem animal, vegetariana ou mediterrânea) alteram a composição da microbiota intestinal, o que pode modular a função do sistema imunológico e a resposta anticâncer do corpo (Greathouse *et al.*, 2022). A imunonutrição no câncer tem o objetivo de atenuar inflamação, reduzir complicações e tempo de internação pós-cirurgias nessa população. Nutrientes como arginina, glutamina, ácidos graxos ômega-3, nucleotídeos e antioxidantes podem ser indicados de 5 a 7 dias antes de cirurgias de grande porte, independentemente do estado nutricional. Mais estudos nessa área são necessários para orientações mais precisas e quantificadas (Yu K *et al.*, 2020).

### Dietoterapia no controle de sintomas

Tanto os tumores, a depender do tipo, estágio de progressão e localização, quanto as terapias antitumorais (quimio e radioterapia) podem implicar a presença de efeitos colaterais, como náuseas e vômitos, disgeusia (alterações no paladar), xerostomia (salivação espessa ou diminuída), disfagia, mucosite, constipação ou diarreia. O **Quadro 12.1** traz as recomendações nutricionais gerais para auxiliar na atenuação desses sintomas.

**Quadro 12.1:** Recomendações nutricionais gerais para auxiliar na atenuação de sintomas do tratamento do câncer.

| Sintomas | Recomendações nutricionais gerais |
| --- | --- |
| Náuseas e vômitos | Fracionar a alimentação e ingerir pequenos volumes de líquidos e sólidos. Preferir alimentos mais secos e sólidos, como torradas e biscoitos. Evitar alimentos muito quentes, picantes e gordurosos. Evitar acompanhar as refeições com líquidos. Fazer reposição hidroeletrolítica. |
| Disgeusia | Preferir frutas e sucos cítricos. Utilizar temperos naturais para aumentar a palatabilidade. Preferir bebidas mais geladas. |
| Xerostomia | Manter-se bem hidratado ao longo do dia. Preferir refeições com caldos, sopas, molhos. Evitar alimentos com açúcar adicionado e alimentos secos. |
| Disfagia | Adequar a consistência das refeições, de acordo com diagnóstico e avaliação fonoaudiológica. Fazer as refeições sentado. Se necessário, acompanhar as refeições com pequeno volume de líquido. |
| Mucosite | Preferir alimentos de fácil mastigação e evitar as preparações quentes. Manter-se bem hidratado (>1,5 L/dia). Evitar bebidas alcoólicas. Evitar alimentos secos, crocantes e com sabores mais intensos (ácido, doce, salgado, azedo). |

| | |
|---|---|
| Constipação | Manter-se bem hidratado (>2 L/dia). Ingerir cereais integrais, folhas, legumes, frutas e oleaginosas. |
| Diarreia | Manter-se bem hidratado e repor perdas hidroeletrolíticas. Preferir carnes brancas, laticínios sem lactose e preparações mais magras. Preferir alimentos mais secos e frutas sem casca. Evitar grãos integrais, folhas, legumes com casca, frituras e doces concentrados em açúcares até a diarreia ser resolvida. |

Fonte: elaborado pela autora.

Uma recente revisão sistemática (Hardt *et al.*, 2022) mostra que as dietas à base de vegetais (*plant-based diets*) e seus componentes antioxidantes e anti-inflamatórios, podem ter o potencial de melhorar o prognóstico do câncer, especialmente para sobreviventes de câncer de mama, colorretal e de próstata. Em contrapartida, o consumo de alimentos gordurosos, concentrados em calorias, bebidas adoçadas, *fast-food* e carnes processadas devem ser evitados (WHAS, 2007).

# CAPÍTULO 13
## DIETOTERAPIA NAS DOENÇAS TIREOIDIANAS

**Palavras-chave:** *hipertireoidismo; hipotireoidismo; alimentos; nutrientes; dietoterapia.*

A glândula da tireoide tem papel endócrino de extrema importância na manutenção da saúde orgânica, é responsável pela produção de hormônios importantes, por exemplo, para regular a frequência cardíaca, do desenvolvimento do sistema nervoso central, o consumo alimentar e controle de peso corporal e o metabolismo dos macronutrientes. A tireoide pode ser acometida por distúrbios causados pela redução da produção hormonal (hipotireoidismo), aumento da produção hormonal (hipertireoidismo) e por uma doença autoimune denominada tireoide de Hashimoto (em que o hipotireoidismo predomina) (Guerri *et al.*, 2019).

Este capítulo abordará aspectos dietéticos e a terapia nutricional mais recente nas alterações da tireoide.

### HIPOTIREOIDISMO

O hipotireoidismo tem como principal característica a redução da produção dos hormônios tireoidianos, e tem como sinais diversas manifestações no corpo, como letargia, pele seca e fria, perda de memória, constipação e o tão temido ganho de peso. Grande parte dos pacientes que apresentam esses sintomas são diagnosticados com o **hipotireoidismo subclínico**, em que há aumento sérico do hormônio tireoestimulante (TSH), um dos mais importantes reguladores da função tireoidiana (Chaker *et al.*, 2022).

A prevalência de hipotireoidismo congênito causado por defeitos estruturais da glândula é de aproximadamente 80% dos casos (Guerri *et al.*, 2019), entretanto causas nutricionais também são apontadas na literatura como importantes (Chaker *et al.*, 2022). Os micronutrientes mais notáveis que podem predispor o indivíduo ao hipotireoidismo são: o iodo, o selênio, o ferro e a vitamina D, e estão listados no **Quadro 13.1**, assim como suas quantidades diárias recomendadas e seus principais efeitos no organismo.

### HIPERTIREOIDISMO

É uma alteração da tireoide causada pelo excesso de produção dos hormônios tireoidianos, e os sintomas são o oposto dos presentes no hipotireoidismo: perda de peso, nervosismo, taquicardia, insônia e, não raramente, tremores e diarreia. O hipertireoidismo acomete de 0,2 a 1,4% da população mundial e pode ser causado por tumores ou nódulos, infecção bacteriana ou ação de medicamentos. Os tratamentos de primeira linha são medicamentos antitireoidianos, cirurgia da tireoide e tratamento com iodo radioativo (Guerri *et al.*, 2019; Lee e Pearce, 2023).

## Quadro 13.1: Micronutrientes e suas associações às doenças tireoidianas.

| Nutrientes | Efeitos no hipotireoidismo | Alimentos-fonte |
|---|---|---|
| Iodo | Fundamental para produção dos hormônios tireoidianos; tanto a deficiência quanto o excesso podem afetar a glândula. A deficiência pode levar a distúrbios como bócio e hipotireoidismo, e o excesso pode contribuir para a doença de Graves ou hipertireoidismo. Manter um bom equilíbrio torna-se essencial. | Sal iodado (o sal de cozinha é suplementado com iodo desde 1993, por recomendação da Organização Mundial da Saúde e das Nações Unidas), frutos do mar, ovos, leite e laticínios. |
| Selênio | É um mineral constituinte das selenoproteínas, entre elas as DIO1 e DIO2, produzidas nos tireócitos e que influenciam níveis de TSH e T4. | Castanha-do-brasil, peixes como sardinha e atum, farinha de trigo e feijões. A suplementação em indivíduos deficientes mostrou-se importante para redução de TSH e T4. |
| Ferro | O ferro participa da síntese de hormônios tireoidianos; por isso, sua deficiência pode gerar impactos negativos no metabolismo da glândula. Os hormônios tireoidianos também influenciam a concentração de ferritina. | Alimentos de origem animal, principalmente carnes vermelhas e miúdos, e as leguminosas. |
| Vitamina D | A deficiência de vitamina D é associada ao aumento do risco de doenças tireoidianas autoimunes, como a doença de Hashimoto e a de Graves. | Gema de ovo, fígado de boi e de galinha. |

Fonte: elaborado pela autora.

As quantidades recomendadas de cada um desses micronutrientes varia de acordo com o sexo e a faixa etária. Para saber mais sobre as quantidades específicas, consulte a tabela das DRIs (DRIs, 2005). A orientação dirigida e personalizada de um profissional nutricionista é essencial para o adequado tratamento dietético.

É interessante notar que doenças autoimunes, como a tireoidite de Hashimoto, diabetes tipo 1 e a doença celíaca se correlacionam. Estudos indicam que indivíduos com doença celíaca que restringiram o glúten da rotina dietética tiveram o hipotireoidismo normalizado. Entretanto não há evidências que demonstrem que restringir alimentos ricos em glúten pode reduzir o risco de alterações tireoidianas (Zimmerman *et al.*, 2007).

A disbiose intestinal não se dá apenas pelas alterações autoimunes, mas também foi relatada no carcinoma de tireoide, no qual foi observado um número maior de cepas bacterianas carcinogênicas e inflamatórias. Além disso, a composição da microbiota intestinal influencia a disponibilidade de micronutrientes essenciais para a glândula tireoide. O iodo, o ferro e o cobre são essenciais para a síntese do hormônio da tireoide; o selênio e o zinco são necessários para a conversão de T4 em T3; e a vitamina D ajuda a regular a resposta imunológica (Knezevic *et al.*, 2020).

# CAPÍTULO 14
## DIETOTERAPIA NA COVID-19

**Palavras-chave:** *pandemia; covid; nutrientes; alimentação; dietoterapia.*

Nos últimos quatro anos, líderes mundiais em pesquisa científica debruçaram-se sobre dados clínicos e bioquímicos para decifrar os vírus SARS-CoV-2, causador da intensa pandemia de COVID-19, pela qual o mundo todo foi afetado. Com essas pesquisas, foram descobertas muitas relações entre nutrientes com ações imunomoduladoras poderosas, com o potencial de alterar a suscetibilidade à infecção pelo coronavírus 2019 (COVID-19), a progressão dos sintomas, a probabilidade de doença grave e a sobrevivência. Este capítulo trata da melhor dietoterapia para a COVID-19: tratamento para melhorar a imunidade, a doença leve e grave, e a fase de recuperação.

### ESTADO NUTRICIONAL, IMUNIDADE E COVID-19

A pandemia de COVID-19 afetou substancialmente os estilos de vida, os sistemas de saúde e as economias nacionais e globais. O isolamento social foi uma experiência desagradável, com efeitos negativos sobre a saúde mental, causando sintomas psicológicos, emocionais, mudanças no humor e alteração nos padrões de sono e alimentação.

Há evidências de que, durante a pandemia, houve piora das condições crônicas de saúde, ganho de peso e aumento do uso de álcool, tabaco ou drogas ilegais. O excesso de peso foi reconhecido com um fator de risco para a COVID grave, por estar associado à resistência insulínica, à dislipidemia, à hipertensão arterial e aos altos níveis de citocinas pró-inflamatórias. Esses são fatores que comprometem o funcionamento de órgãos e sistemas em pacientes obesos. São essas alterações que podem aumentar o risco de morte, a necessidade de assistência ventilatória, o risco de tromboembolismo e a redução da resposta inflamatória (Brambilla *et al.*, 2022).

Durante a pandemia, também houve pacientes emagrecidos ou desnutridos que também desenvolveram COVID grave, devido à diminuída funcionalidade do sistema imunológico, seja pela inanição ou pela redução dos estoques corporais de nutrientes (Global, 2020; James *et al.*, 2021).

O estado nutricional relaciona-se diretamente com a capacidade imunológica da população. Por isso, o principal objetivo do nutricionista frente à pacientes com COVID é a manutenção de um estado nutricional saudável, por ser um importante determinante da saúde e controle de doenças, por reduzir fadiga crônica, por melhorar qualidade do sono e geral de vida e por modular o desempenho imunológico (Singh *et al.*, 2022). O estado nutricional diz respeito a um peso corporal saudável para cada indivíduo, mas também a uma rotina alimentar variada e saudável, para que o organismo obtenha todos os nutrientes dos quais necessita para seu pleno funcionamento.

Alguns mitos relacionados à alimentação e suplementação de nutrientes específicos surgiram nessa época. Suplementos ricos em substâncias antioxidantes e anti-inflamatórias foram propostos, previamente a estudos científicos, como protetores contra a infecção por COVID-19, além de auxiliarem no alívio dos sintomas e na redução da morbimortalidade da doença. Nutrientes como vitamina A, zinco, vitamina D, vitamina E, ômega-3 e suplementação com probióticos foram estudados entre 2019-2021, com os pressupostos benefícios supracitados. No **Quadro 14.1**, os achados de cada um deles está descrito, segundo revisão de Singh e colaboradores (2022).

## Quadro 14.1: Nutrientes com ações comprovadas na COVID-19

| Nutrientes/substância | Efeito na COVID-19 |
|---|---|
| Vitamina A | Redução significativa de vitamina A sérica foi relacionada a aumento de proteína C-reativa e lactato-desidrogenase e risco de síndrome do desconforto respiratório agudo e redução da contagem total de linfócitos. |
| Vitamina D | Valores de vitamina D abaixo de 25ng/mL se relacionaram ao aumento das taxas de hospitalização, biomarcadores inflamatórios, piores prognósticos da COVID e maior risco relativo de o resultado ser positivo para COVID durante a investigação do diagnóstico. |
| Vitamina C | Estudos inconclusivos sobre o efeito na mortalidade. Propicia aumento da saturação de oxigênio. |
| Ômega-3 | Reduziu significativamente creatinina e ureia séricas. |
| Zinco | Um estudo demonstra que valores abaixo de <50 mg/dL piora o quadro clínico, estende o tempo de recuperação e tem alta mortalidade. |

Fonte: adaptado de Singh *et al.* (2022).

A suplementação de nutrientes recebeu um interesse significativo durante a pandemia de COVID-19. Por mais que o papel de vários minerais e vitaminas no exercício de efeitos anti-inflamatórios e no aumento das defesas imunológicas contra infecções já seja comprovado na literatura científica, a relação direta com o vírus SARS-CoV-2 e os efeitos na doença ainda não foram comprovados. Os resultados ainda são mistos e inconsistentes.

**COVID LEVE**

Felizmente, a grande maioria dos pacientes desenvolveu a forma leve de COVID e não teve necessidade de internação ou ventilação mecânica, ou outras intervenções mais invasivas. Assim, para pacientes com COVID leve, é recomendado:

**Assegurar consumo calórico e proteico adequado:**

- A necessidade calórica aumenta de acordo com o grau da infecção.
- Alimentação deve ser fracionada (garante manutenção de peso e músculos).
- Aumentar a densidade energética dos alimentos com acréscimo de alimentos como azeite, creme de leite, frutas e legumes mais calóricos.
- Aumentar consumo proteico (animal e vegetal).

**Alimentos e bebidas ricos em nutrientes:**

- Ótimas opções para aumento calórico e proteico.
- Exemplos: barras de proteínas, "vitaminas" batidas.
- Se existir dificuldade na mastigação: bebidas ou suplementos.

**Manejo de náuseas, vômitos, falta de ar:**

- Fracionamento da alimentação.
- Alimentos que requeiram pouca manipulação.
- Alimentos que requeiram pouco esforço para comer.
- Ingestão hídrica adequada dia/noite.
- Bebidas para reidratação, em caso de diarreia e vômitos.

**COVID GRAVE**

Na forma grave da doença, a rápida internação e intervenção nutricional e clínica são essenciais. Para avaliação do risco nutricional e o início da terapia nutricional, as seguintes recomendações são dadas por Campos *et al.* no parecer da BRASPEN em 2020:

**Risco nutricional do paciente com COVID-19:**

- Realização de triagem em até 48 horas na admissão hospitalar.
- Evitar contato físico com o paciente.
- Mais de 48 horas na UTI: paciente já é considerado de risco – avaliação de TNE precoce.
- Via oral preferencial, consumo deve ser >60% das necessidades.
- Se TNE contraindicada, iniciar TNP o mais precocemente possível.

Fase aguda:

- 15-20 kcal/kg/dia, progredir para 25 kcal/kg/dia no quarto dia de internação.
- Não utilizar calorimetria indireta (risco de disseminação).
- NE alta densidade energética (1,5-2,0 kcal/ml) para disfunção respiratória ou renal.
- 1,5 e 2,0 g/kg/dia de proteína, mesmo em caso de disfunção renal.
- Com a progressão: 1,2 g/kg/dia após o 5º dia.
- Não utilizar fórmulas com alto teor lipídico/baixo teor de carboidrato para manipular coeficiente respiratório e reduzir produção de $CO_2$ em pacientes críticos com disfunção pulmonar.

- O uso de uma fórmula enteral com ômega-3, óleos de borragem e antioxidantes em pacientes com SDRA (Síndrome do Desconforto Respiratório Agudo) não está indicado.

**Monitoramento de fósforo sérico:**

- Monitoramento frequente – a hipofosfatemia pode estar sinalizando síndrome de realimentação, e a deficiência de fósforo pode contribuir para retardo no desmame ventilatório de pacientes críticos.
- A progressão calórica deve ser adiada em pacientes com níveis baixos de baixos de fósforo, potássio ou magnésio até a correção, com posterior aumento gradual.

**Terapia nutricional e hipoxemia:**

- Nutrição enteral (NE) mantida em caso de hipercapnia compensada ou permissiva.
- Suspender a dieta em caso de descompensada hipoxemia, hipercapnia ou acidose grave.

**Pós-intubação:**

- Pode exacerbar o catabolismo muscular e aumentar necessidades proteicas.
- Disfagia pode ocorrer pós-intubação – pode levar a pneumonia aspirativa e desnutrição se prolongada. Considerar NE ou parental (NP).
- Preferências alimentares e disponibilidade de recursos devem ser consideradas.

## RECUPERAÇÃO PÓS-COVID

Um dos maiores estudos pós-covid foi realizado em 2022. Trata-se de um estudo retrospectivo usando o banco de dados que relacionou o consumo de vários alimentos com a recuperação da COVID-19 em 170 países (Cobre *et al.*, 2022). Os resultados mostraram que determinados alimentos tiveram um efeito positivo na recuperação da COVID-19: ovos, peixes e frutos do mar, frutas, carne, leite, raízes ricas em amido, produtos vegetais, nozes, óleo vegetal e legumes. Em geral, o consumo de níveis mais altos de proteínas e lipídios teve um efeito positivo na recuperação da COVID-19, enquanto o alto consumo de bebidas alcoólicas teve um efeito negativo. Em países desenvolvidos, onde a fome foi erradicada, o efeito dos alimentos na recuperação da COVID-19 teve uma magnitude maior do que em países com um índice global de fome mais alto, onde quase não houve efeito identificável.

### Alimentos com efeito positivo na recuperação de COVID-19

Fontes de nutrientes essenciais para a imunidade:

- Ovos;
- Peixes e frutos do mar;
- Frutas;
- Leite;
- Raízes;
- Vegetais;
- Oleaginosas;
- Óleos vegetais.

Álcool: efeito negativo nas taxas de recuperação.

O controle da COVID-19 envolveu uma combinação de medidas, como vacinação em larga escala, distanciamento social, uso de máscaras e práticas de higiene. A situação pôde evoluir ao longo do tempo, e o "fim" da pandemia dependeu da eficácia dessas intervenções.

# CAPÍTULO 15
## SISTEMATIZAÇÃO DO CUIDADO NUTRICIONAL

**Palavras-chave:** *nutricionista; atuação; sistematização; dietoterapia; cuidado.*

Este importante capítulo foi escrito com base no documento "Manual Orientativo: Sistematização do Cuidado de Nutrição", organizado pela **Associação Brasileira de Nutrição (ASBRAN)** e publicado no ano de 2014. Esse manual visa direcionar o nutricionista na sistematização de seu trabalho e na priorização do paciente/cliente que mais necessita de atenção dietética, padronizando ações e otimizando recursos. Foi escrito por diversos especialistas em nutrição, conscientes das dificuldades e desafios de melhoria do gerenciamento das atividades do nutricionista.

O Manual é descrito em oito etapas, que, se bem seguidas, podem nortear o nutricionista no atendimento de nutrição em nível hospitalar, ambulatorial e domiciliar organizado, cuidadoso, eficiente e sistematizado. As etapas são:

1. **Triagem nutricional:** avaliação do risco nutricional;
2. **Níveis de assistência:** níveis primário, secundário e terciário;
3. **Avaliação nutricional:** ferramentas investigativas do estado nutricional;
4. **Diagnóstico nutricional:** ponto de partida para as intervenções;
5. **Intervenção nutricional:** tratamento nutricional;
6. **Acompanhamento:** avaliação do diagnóstico e das intervenções aplicadas;

7. Gestão pela qualidade;
8. Comunicação.

### ETAPA 1: TRIAGEM NUTRICIONAL

A triagem nutricional sinaliza precocemente pacientes que poderiam beneficiar-se da terapia nutricional. A aplicação é indicada em até 24 horas da admissão do paciente em nível hospitalar, e, na primeira consulta, em nível ambulatorial e domiciliar.

Há vários instrumentos para realização da triagem, entre eles:

- *Nutritional Risk Screening* (NRS 2002).
- *Malnutrition Screening Tool* (MST) – Instrumento de Triagem de Desnutrição.
- *Subjective Global Assessment* – Avaliação Subjetiva Global (SGA).
- *Mini Nutritional Assessment* (MNA) – Miniavaliação Nutricional (MAN®).
- *Malnutrition Universal Screening Tool* (MUST) – Instrumento de Triagem Universal de Desnutrição.
- Nutric – Risco Nutricional em pacientes críticos.
- Critério GLIM para desnutrição – Iniciativa de Liderança Global em Desnutrição.

Após a triagem, o paciente pode ser classificado em:

- Não é de risco, mas deve ser reavaliado em intervalos regulares.
- É de risco e necessita de avaliação do nutricionista.

Vale ressaltar que, independentemente do instrumento de triagem utilizado, o risco nutricional existirá em qualquer situação com a presença de fatores, condições ou diagnósticos que possam afetar o estado nutricional, como: perda de peso nos últimos 6 meses, alterações nas funções digestivas (diarreia, vômitos), inapetência ou anorexia, dificuldade de mastigação e deglutição, idade acima de 70 anos (devido às alterações fisiológicas, endócrinas e hormonais do idoso), alergia alimentar, tratamentos como quimioterapia ou diálise.

O risco também existirá no diagnóstico de doenças com alto risco de comprometimento nutricional, como: complicações pós-operatórias, infecção, feridas, aids (síndrome da imunodeficiência adquirida), úlceras de pressão, AVC (acidente vascular cerebral), disfagias, colite ulcerativa, doença de Crohn, pancreatite, câncer no trato gastrointestinal ou cabeça, pescoço e pulmão, insuficiência renal, insuficiência cardíaca, cirrose, insuficiência hepática, diabetes *mellitus* descompensado, dislipidemias severas, IMC <18,5 ou >30 kg/m$^2$, crianças com baixo peso para a estatura ou idade, necessidade de indicação de terapia nutricional (nutrição enteral e/ou parenteral).

## ETAPA 2: NÍVEIS DE ASSISTÊNCIA NUTRICIONAL (NAN)

Os NANs compreendem a categorização dos procedimentos realizados, de acordo com o grau de complexidade das ações do nutricionista, executadas no atendimento ao paciente em ambiente hospitalar ou ambulatorial. Possibilita ao nutricionista estabelecer condutas dietoterápicas padronizadas e, além de ser um instrumento de trabalho sistematizado, é seguro e de fácil compreensão. O **Quadro 15.1** mostra os critérios de classificação dos NANs.

## Quadro 15.1: Classificação dos níveis de assistência nutricional

| Nível | Características |
|---|---|
| Primário | Pacientes cuja doença de base ou problema não exija cuidados dietoterápicos específicos (pneumonia, gripe, conjuntivite, varicela). Pacientes que não apresentam risco nutricional. |
| Secundário | Pacientes cuja doença de base ou problema não exija cuidados dietoterápicos específicos, porém apresentam riscos nutricionais. Pacientes cuja doença de base exija cuidados dietoterápicos, mas que não apresentam risco nutricional (disfagia, diabetes, alergia à proteína do leite de vaca, hipertensão). |
| Terciário | Pacientes cuja doença de base exija cuidados dietoterápicos especializados (prematuridade, baixo peso ao nascer, erros inatos do metabolismo). Pacientes que apresentam risco nutricional. |

Fonte: ASBRAN (2014).

De acordo com a classificação do NAN, o nutricionista deve determinar o tipo de atendimento e a periodicidade para a visita ao paciente. Recomenda-se que essas ações sejam padronizadas, e elas estão descritas no **Quadro 15.2**.

## Quadro 15.2: Descrição das atividades do nutricionista de acordo com a classificação do nível assistencial

| | Nível primário de assistência em nutrição |
|---|---|
| Ações propostas em nível hospitalar/internação | Visita admissional em 24 horas. Avaliação do estado nutricional e diagnóstico de nutrição. Verificação da prescrição médica. Planejamento dietético após análise da prescrição médica. Registro do atendimento em prontuário. Retorno em até 1 semana (7 dias). Aferição de peso a cada 15 dias. |
| Ações propostas em nível ambulatorial | Orientação nutricional sobre alimentação saudável. Registro do atendimento em prontuário. Alta da nutrição. |

| Nível secundário de assistência em nutrição ||
|---|---|
| Ações propostas em nível hospitalar/internação | Visita admissional em 24 horas. |
| | Avaliação do estado nutricional e diagnóstico de nutrição a cada 10 dias. |
| | Verificação da prescrição médica. |
| | Planejamento dietético após análise da prescrição médica. |
| | Evolução clínica e nutricional. |
| | Orientação nutricional durante a internação. |
| | Orientação nutricional na alta hospitalar. |
| | Registro do atendimento em prontuário. |
| | Retorno em até 96 horas (4 dias). |
| Ações propostas em nível ambulatorial | Anamnese e elaboração do diagnóstico de nutrição. |
| | Orientação nutricional com base no diagnóstico de nutrição. |
| | Registro do atendimento em prontuário. |
| | Programação do retorno ou alta da nutrição. |
| Nível terciário de assistência em nutrição ||
| Ações propostas em nível hospitalar/internação | Visita admissional em 24 horas. |
| | Visita diária. |
| | Avaliação do estado nutricional e diagnóstico de nutrição a cada 7 dias. |
| | Verificação da prescrição médica. |
| | Planejamento dietético após análise da prescrição médica. |
| | Evolução clínica e nutricional. |
| | Orientação nutricional durante a internação. |
| | Orientação nutricional na alta hospitalar. |
| | Registro do atendimento em prontuário. |
| | Retorno em até 72 horas (3 dias). |
| Ações propostas em nível ambulatorial | Anamnese e elaboração do(s) diagnóstico(s) de nutrição. |
| | Orientação com base no(s) diagnóstico(s) de nutrição. |
| | Encaminhamento para atendimento em grupo (de nutrição e/ou multiprofissional) ou individual, de acordo com os critérios estabelecidos. |
| | Acompanhamento de acordo com a evolução, verificação das dúvidas junto ao paciente e reforço das orientações. |
| | Registro do atendimento em prontuário. |
| | Programação do retorno ou alta da nutrição. |

Fonte: ASBRAN (2014).

## ETAPA 3: AVALIAÇÃO NUTRICIONAL

A avaliação do estado nutricional e metabólico corresponde ao começo, ao meio e ao fim de todas as ações nutricionais realizadas em indivíduos e populações saudáveis ou doentes.

Nessa avaliação, são investigados diversos itens relacionados ao diagnóstico clínico que podem ter um elo direto com o estado nutricional. São eles:

### História nutricional global

A história nutricional global coleta dados subjetivos fornecidos pelo indivíduo, sua família, cuidadores e/ou outros profissionais da saúde. Esse método inclui informações sobre condições nutricionais e clínicas atuais e passadas. Assim, são coletadas informações essenciais que revelam deficiências, excessos ou interferências em aquisição, preparo, ingestão de alimentos, absorção, metabolismo e excreção de nutrientes e líquidos.

As informações da história nutricional global também são úteis para o acompanhamento de cada fase do cuidado de nutrição do indivíduo. Os componentes podem ajudar a avaliar, por exemplo, a compreensão, a tolerância e a adesão do indivíduo às intervenções nutricionais. Além disso, esse método pode fornecer dados sobre a etiologia do problema nutricional.

Alguns exemplos de indicadores de história nutricional global:

- Saúde atual, enfermidades presentes e passadas.
- Indicadores de saúde familiares e genéticos.
- Indicadores de atividade funcional e capacidade física.
- Indicadores de apetite e peso corporal.
- Indicadores de saúde oral, e sintomas gastrointestinais.
- Indicadores do estado socioeconômico.
- Indicadores de estresse pessoal e/ou condições psicológicas e psiquiátricas.
- Medicamentos atuais (prescritos ou não).

Para a coleta de dados da história, recomendam-se: treinamento e experiência do profissional; privacidade e o mínimo de interrupções para a realização adequada de entrevista; e evitar o uso de terminologias técnicas e médicas complicadas no momento da entrevista.

### Método dietético (história alimentar)

O objetivo do método dietético é obter o máximo de informações sobre hábitos e ingestão atuais e usuais, incluindo mudanças sazonais, de alimentos e nutrientes. A coleta de dados pode abranger determinado período de tempo (dia, dias, semanas ou vários meses). É parte imprescindível e amplamente utilizada na avaliação do estado nutricional e metabólico de indivíduos e de grupos populacionais. É usado para: avaliar a ingestão alimentar (qualidade e quantidade) de indivíduos e populações, identificar hábitos alimentares e características da alimentação e das técnicas dietéticas e culinárias, possibilitar o diagnóstico do estado nutricional e auxiliar no planejamento de dietas e de programas sociais de nutrição.

Além dos questionários gerais da história dietética, há instrumentos mais específicos, chamados de registros alimentares. Os modelos mais comuns de registros alimentares são: recordatórios, questionários de frequência alimentar e diários alimentares.

São indicadores do método dietético:

- Local de aquisição dos alimentos.
- Local de realização das refeições.
- Pessoa responsável pela compra e preparo dos alimentos.
- Condições de instalação para armazenamento, refrigeração e preparo de alimentos.
- Hábitos e padrões alimentares atuais e passados.

- Forma de preparo.
- Realização de lanches intermediários e "dietas da moda" para emagrecimento.
- Preferências e não preferências alimentares.
- Presença de intolerâncias, alergias e aversões alimentares.
- Influências étnicas, culturais ou religiosas na alimentação.
- Prescrição de dieta especial (atual e pregressa).
- Ingestão insuficiente de energia e nutrientes.
- Restrições quanto à consistência dos alimentos.
- Ingestão hídrica (quantidade, tipos de bebidas).
- Uso de suplementos alimentares convencionais ou não convencionais.
- Dados da alimentação por sonda/parenteral (instituição ou domicílio).
- Dados do conhecimento sobre alimentos e nutrição.
- Uso e abuso de substâncias (álcool, cafeína).
- Influência da educação nos hábitos alimentares.

Essas informações auxiliam na investigação do nutricionista da qualidade geral da alimentação do paciente, e também em possíveis excessos ou deficiências nutricionais. Os índices da qualidade da dieta são particularmente úteis para acompanhar os padrões alimentares de subgrupos da população com risco de doenças crônicas relacionadas à nutrição, mas alguns são complexos e exigem cálculos, o que reduz sua praticidade e utilidade.

### Exame físico nutricional

As informações obtidas durante o exame físico agregam profundidade e perspectiva únicas para a avaliação nutricional. Portanto o aprendizado e a prática do exame físico nutricional proporcionam maior flexibilidade aos nutricionistas. O exame físico pode ser realizado nos tecidos de regeneração rápida e sistemas corporais, na massa gorda e muscular e na condição hídrica corporal. É basicamente o olhar treinado do nutricionista conseguindo captar alterações importantes de deficiências nutricionais na cabeça e pescoço, pele, unhas, nervos cranianos, na musculatura e no tecido adiposo, verificação de sinais neurológicos (como força, cefaleia, sede, náuseas), dificuldades respiratórias, sons cardíacos, aparência da pele, mucosas, ossos e sinais de desidratação.

O Manual recomenda que o exame físico siga uma ordem metodológica de avaliação dos sistemas. Dessa forma, nenhuma região do corpo é deixada de fora. Cita também a importância da prática contínua para o desenvolvimento e a manutenção das habilidades necessárias ao exame físico nutricional.

**Método antropométrico e de composição corporal**

A **antropometria** é simples, fácil, prática, não invasiva, de custo baixo e com possibilidade de utilização de equipamentos portáteis e duráveis. As medidas de peso e de estatura são comumente utilizadas para avaliar o estado nutricional das pessoas. As medidas das dobras cutâneas em locais (sítios) individuais do corpo ou a combinação de várias delas em diferentes locais podem fornecer a estimativa das reservas de gordura corporal. Mais de 20 diferentes dobras cutâneas já foram descritas para a avaliação das **reservas gordurosas**.

Alguns aspectos devem ser considerados na seleção, entre eles:

- Necessidade de retirada de roupas.
- Dificuldade para realizar a medida em obesos, situações de anasarca em idosos e em casos de indivíduos hospitalizados.
- Acurácia e disponibilidade de dados de referência.

São indicadores antropométricos e de composição corporal:

- Peso corporal e estatura.
- IMC (índice de massa corporal): kg/m².
- Dobras cutâneas: tríceps, bíceps, subescapular, suprailíaca, abdominal e peitoral em homens, axilar.
- Média, coxa média, panturrilha média.
- Circunferências (braço, panturrilha, cintura, quadril, abdominal, coxa).
- Relação circunferência da cintura/estatura, relação circunferência da cintura/quadril.
- Diâmetro sagital abdominal.
- Espessura do músculo adutor do polegar.
- Força de preensão das mãos avaliada por dinamômetro.
- Porcentagem de gordura corporal e de massa muscular estimada por meio da antropometria (área de gordura do braço, circunferência muscular do braço, área muscular do braço).
- Porcentagem de gordura corporal, porcentagem de massa magra e porcentagem/kg de água corporal, estimadas por meio de bioimpedância, DEXA, pletismografia por deslocamento de ar, tomografia computadorizada, ressonância magnética, ultrassonografia e outros.
- Ângulo de fase e análise de vetores (pela bioimpedância).

**Método de exame bioquímico**

Na avaliação do estado nutricional e metabólico, o método bioquímico inclui a medida de um nutriente ou de seu metabólito, principalmente no sangue e na urina. Estão também incluídas as medidas de vários outros componentes que têm relação com o estado nutricional. A maior justificativa para a avaliação de exames bioquímicos baseia-se na identificação de sinais e sintomas relacionados ao estado nutricional.

São indicadores bioquímicos:

- Concentrações proteicas viscerais (plasmáticas).
- Reservas proteicas somáticas (massa muscular).
- Metabolismo proteico.
- Concentrações plasmáticas e intracelulares de aminoácidos.
- Resposta imunológica.
- Concentrações plasmáticas de lipídios.
- Concentrações plasmáticas de minerais e oligoelementos.
- Investigação de anemia.
- Função pancreática endócrina/controle do diabetes.
- Função pancreática exócrina.
- Estado de hidratação e equilíbrio acidobásico.
- Função tireoidiana.
- Função hepática.
- Coagulação sanguínea.

O processo de avaliação do estado nutricional e metabólico é contínuo e dinâmico. São coletados e sintetizados inicialmente dados chamados de indicadores nutricionais – medidas usadas para identificar problemas, fazer comparações e verificar mudanças com o tempo e após as intervenções. Após a coleta, os indicadores são comparados com padrões de normalidade, definidos para cada população específica e interpretados por profissional treinado e experiente. Nesse momento, são identificados um ou mais problemas, chamados de diagnósticos de nutrição, cuja relevância indica a necessidade de intervenção nutricional.

A história nutricional global, o dietético e o exame físico são **métodos subjetivos**. Já o antropométrico e o exame bioquímico são métodos objetivos de avaliação do estado nutricional e metabólico. A combinação da história (nutricional global e dietética) com o exame físico é chamada de **avaliação clínica do estado nutricional**.

### ETAPA 4: DIAGNÓSTICO NUTRICIONAL

O diagnóstico nutricional é a ligação entre a avaliação e a intervenção nutricional. É o primeiro passo a ser dado para a decisão sobre o tratamento nutricional mais adequado. Um diagnóstico de nutrição é a identificação de um problema nutricional existente, cujo tratamento é de responsabilidade do nutricionista. Por definição, todo diagnóstico de nutrição deve ter a possibilidade de ser resolvido. Além disso, refere-se a problemas já existentes, não ao risco ou ao potencial de ocorrerem.

São exemplos:

- Sobrepeso/obesidade.
- Ingestão excessiva de carboidratos.
- Ingestão de tipos de carboidratos em desacordo com as necessidades (especificar).
- Ingestão irregular de lipídios.
- Ingestão inadequada de fibras.

Muitos profissionais utilizam somente a **desnutrição** ou a **obesidade** como diagnósticos de nutrição. Entretanto o foco deve ser muito mais amplo: precisa incluir características anormais da ingestão de nutrientes específicos, da condição clínica/bioquímica e dos comportamentos alimentares.

Atualmente, a falta de padronização é o maior problema em relação aos diagnósticos de nutrição, pois cada profissional ou instituição utiliza sua própria definição. Para solucionar a questão, a Academy of Nutrition and Dietetics (AND) propôs uma padronização internacional para os diagnósticos de nutrição.

Na proposta, os diagnósticos são divididos em três domínios:

- Ingestão.
- Nutrição clínica.
- Comportamento/ambiente nutricional.

Cada domínio tem classes e, em alguns casos, subclasses, e pode ocorrer:

- Diagnóstico de "nenhum diagnóstico de nutrição no momento".
- Mais de um diagnóstico de nutrição.
- Porém dar muitos diagnósticos de uma só vez não é indicado. O profissional deve selecionar um, dois ou, no máximo, três de cada vez, de acordo com a prioridade de intervenção imediata.

Os diagnósticos de nutrição devem ser baseados na urgência, no impacto e nos recursos disponíveis para a resolução. Além disso, a intervenção deve ser planejada para cada diagnóstico de nutrição.

## ETAPA 5: INTERVENÇÃO NUTRICIONAL

Após o fechamento do diagnóstico nutricional, chega o momento da decisão sobre a intervenção que será realizada. Nessa etapa, o nutricionista planeja intervenções para solucionar os problemas detectados na avaliação do estado nutricional e descritos de acordo com o(s) diagnóstico(s) de nutrição. As intervenções de nutrição são ações planejadas e desenvolvidas com a intenção de realizar mudanças em comportamentos relacionados, fatores de risco, condições do meio ambiente e aspectos do estado de saúde. A intervenção de nutrição é composta de duas etapas: planejamento e execução.

A intervenção será a prescrição dietética, meio pelo qual o nutricionista irá tratar a doença, ou condição clínica, com os alimentos e nutrientes. Assim, a prescrição (nutricional ou dietética) deve atender os princípios de uma alimentação saudável: variedade, proporcionalidade e moderação, além de ser adequada ao tipo de doença do paciente e ao diagnóstico nutricional e atender às necessidades específicas. Ademais, o profissional deve utilizar estratégias nutricionais que promovam benefícios adicionais para a saúde do indivíduo e aproximar-se ao máximo da alimentação normal e fisiológica.

É necessário definir o tipo de intervenção:

- Estabelecer via de acesso: oral, enteral, parenteral.
- Avaliar consistência dos alimentos.
- Adequar macronutrientes e micronutrientes.
- Planejar as refeições/ fracionamento.
- Utilizar a lista de substituição de alimentos.
- Avaliar a necessidade de indicação de suplementos e complementos alimentares;

Após se definirem essas características, o cálculo do plano alimentar é fundamental, assim como conseguir alcançar calorias, macro e micronutrientes que o paciente tiver como metas e necessidades.

## ETAPA 6: ACOMPANHAMENTO NUTRICIONAL

O objetivo desta etapa é de avaliar a resposta do paciente à intervenção proposta: deve-se avaliar qual foi a evolução do paciente, de acordo com o diagnóstico estipulado, e também redefinir novos diagnósticos e objetivos. A frequência do acompanhamento deve ser estimada segundo o diagnóstico e o objetivo da intervenção de nutrição. Os métodos e indicadores utilizados na avaliação nutricional para fechamento do diagnóstico devem ser realizados, a fim de se notarem alterações nesse diagnóstico e a necessidade de solicitação de novos exames laboratoriais ou utilização de outros métodos de investigação nutricional.

Além dos indicadores, as expectativas do paciente devem ser consideradas, os fatores que estimulam ou dificultam o progresso devem ser identificados, e a decisão entre continuar ou interromper o acompanhamento pode ser necessária, até que a alta nutricional do paciente/cliente seja programada.

## ETAPA 7: GESTÃO DE QUALIDADE

O cuidado de nutrição deve ser compreendido e efetivado como parte do cuidado integral à saúde dos indivíduos hospitalizados ou em acompanhamento de nutrição. Para que isso seja possível, aperfeiçoamento da coordenação do trabalho de equipe é imprescindível.

Em nutrição clínica, os conceitos de gestão e garantia da qualidade podem ser traduzidos pela necessidade de desenvolvimento de:

- Protocolos de avaliação e intervenção nutricional.
- Manuais de procedimentos.
- Indicadores clínicos gerenciais e de qualidade.

- Verificações do cumprimento das rotinas descritas como atividades privativas do nutricionista.

Além disso, a sistematização do cuidado nutricional, para que gere índices de boa qualidade, requer procedimentos como:

- Elaboração e padronização de guias de boas práticas.
- Procedimentos operacionais padrão (POPs).
- Instruções de serviços.
- Elaboração e definição dos instrumentos de triagem de risco nutricional.
- Avaliação de resultados nutricionais.
- Avaliação do estado nutricional com seus respectivos controles de registros.
- Ações preventivas e corretivas.
- Seguimento de efeitos adversos.
- Revisão e ajuste dos processos.
- Objetivos bem traçados da assistência de nutrição ao paciente internado e ambulatorial.

## ETAPA 8: COMUNICAÇÃO

Em uma equipe multidisciplinar de saúde, a comunicação é uma necessidade vital, pois é imperativo comunicar-se com eficácia. Para que o trabalho em equipe seja bem-sucedido, é fundamental que haja comunicação adequada por meio de uma postura de abertura e confiança. Para obtenção de êxito nesse propósito, são necessários o reconhecimento das competências e a autonomia dos grupos profissionais para que se possa contar com os seus conhecimentos próprios, com responsabilidade e integridade de todos os elementos. A comunicação é um dos meios mais eficazes para a mudança de atitude, já que constitui a essência vital para a condução dos homens, devendo estar alinhada à missão e à visão estratégica das instituições.

O prontuário do paciente é uma ferramenta de troca de informações que promove e auxilia a coordenação de atividades de todos os membros envolvidos no cuidado. Embora a comunicação verbal seja informativa e importante, ela não substitui a necessidade da documentação escrita. A padronização da descrição das intervenções e evoluções dos pacientes é importante ferramenta de comunicação, pois alcança todos os profissionais envolvidos com o paciente, além de ser uma exigência para o respaldo legal do trabalho profissional.

Com base no exposto, fica evidente a relevância do nutricionista na sistematização do cuidado de nutrição. Com suas habilidades e competências, o nutricionista é capaz de identificar as prioridades em todas as etapas da assistência ao paciente/cliente, envolvendo outros atores, como a equipe, familiares e cuidador. É imperativo que essa sistematização não parta somente da equipe de nutrição, mas que seja uma articulação entre o hospital e os demais serviços da rede de atenção à saúde.

# REFERÊNCIAS

ALLER DE LA FUENTE R. Nutrition and Chronic Liver Disease. Clinical Drug Investigation, v. 42, supl. 1, p. 55-61, jun. 2022. DOI: https://doi.org/10.1007/s40261-022-01141-x.

AMERICAN ACADEMY OF PEDIATRICS. Nutritional needs of the preterm infant. In: KLEINMAN, R. E. (ed.). Pediatric nutrition handbook. 5. ed. Elk Grove Village: American Academy of Pediatrics, 2003. p. 23-54.

AMERICAN DIABETES ASSOCIATION. Standards of Medical Care in Diabetes—2019 Abridged for Primary Care Providers. Clin Diabetes, v. 37, n. 1, p. 11-34, 1 jan. 2019. DOI: https://doi.org/10.2337/cd18-0105.

ARNETT, D. K. et al. 2019 ACC/AHA Guideline on the Primary Prevention of Cardiovascular Disease: A Report of the American College of Cardiology/American Heart Association Task Force on Clinical Practice Guidelines. Circulation, v. 140, n. 11, 17 mar. 2019. DOI: https://doi.org/10.1161/CIR.0000000000000678.

ARVANITAKIS, M. et al. ESPEN guideline on clinical nutrition in acute and chronic pancreatitis. Clinical Nutrition, v. 39, n. 3, p. 612 -631, 22 jan. 2020. DOI: 10.1016/j.clnu.2020.01.004.

ASSOCIAÇÃO BRASILEIRA DE AVALIAÇÃO ÓSSEA E OSTEOMETABOLISMO. Disponível em: https://abrasso.org.br/. Acesso em: 17 jan. 2024.

ASSOCIAÇÃO BRASILEIRA DE NUTRIÇÃO. Manual orientativo: sistematização do cuidado de nutrição. Organização de Marcia Samia Pinheiro Fidelix. São Paulo: Associação Brasileira de Nutrição, 2014.

ASSOCIAÇÃO BRASILEIRA PARA O ESTUDO DA OBESIDADE E DA SÍNDROME METABÓLICA (ABESO). Diretrizes Brasileiras de Obesidade 2016. 4. ed. São Paulo: ABESO, 2016.

ATKINS RC. Dr. Atkins' new diet revolution. New York: Quill, 2002.

BARKAS, F.; NOMIKOS, T.; LIBEROPOULOS, E.; PANAGIOTAKOS, D. Diet and Cardiovascular Disease Risk Among Individuals with Familial Hypercholesterolemia: Systematic Review and Meta-Analysis. Nutrients, v. 12, n. 8, p. 2436, 13 ago. 2020. DOI: 10.3390/nu12082436.

BARRÉ, A.; GUSTO, G.; CADEAU, C.; et al. Diet and risk of cholecystectomy: a prospective study based on the French E3N cohort. American Journal of Gastroenterology, v. 112, n. 9, p. 1448-1456, 2017.

BELL, Lauren M. et al. Omega-3 fatty acids and statins in the management of nephrotic syndrome-associated dyslipidemias. Journal of Clinical Lipidology, v. 6, n. 5, p. 471-479, 2012.

BELLANTI, F.; LO BUGLIO, A.; QUIETE, S.; VENDEMIALE G. Malnutrition in Hospitalized Old Patients: Screening and Diagnosis, Clinical Outcomes, and Management. Nutrients. , v. 14, n. 4, p. 910, 21 fev. 2022. DOI: 10.3390/nu14040910.

BENITO MARTÍNEZ, M. D. P.; LA SERNA INFANTES, J. E.; GUARRO RIBA, M.; MORERA INGLÈS, M.; CAMERE COLAROSSI, D. M.; CAMERE TORREALVA, M. A. Estado nutricional y funcional en pacientes con enfermedad pulmonar obstructiva crónica: efectos de la suplementación nutricional oral (estudio OFOS) [Nutritional and functional state of patients with chronic obstructive pulmonary disease: effects of oral nutritional supplementation (OFOS study)]. Nutrición Hospitalaria, v. 34, n. 4, p. 776-783, 28 jul. 2017. DOI: 10.20960/nh.748. PMID: 29094998.

BERAK, John et al. Prevention and management of peptic ulcers. Journal of Gastroenterology and Hepatology, v. 33, n. 4, p. 100-115, 2018.

BESTEIRO, B.; GOMES, F.; PINHÃO, S.; AMADOR, A. F.; GARRIDO, I.; ALMEIDA, J. Síndrome do Intestino Curto: Uma Entidade de Gestão Complexa-A Propósito de um Caso Clínico e Revisão da Literatura, 2021.

BETTINI, S; BELLIGOLI, A; FABRIS, R; BUSETTO, L. Diet approach before and after bariatric surgery. Reviews in Endocrine and Metabolic Disorders, v. 21, n. 3, p. 297-306, set. 2020. DOI: 10.1007/s11154-020-09571-8.

BILSKI, Jan et al. Clinical characteristics of Crohn's disease and ulcerative colitis: a comparative review. Journal of Clinical Gastroenterology, v. 53, n. 2, p. 112-120, 2019.

BLACK, C. J.; STAUDACHER, H. M.; FORD, A. C. Efficacy of a low FODMAP diet in irritable bowel syndrome: systematic review and network meta-analysis. Gut, v. 71, n. 6, p. 1117-1126, jun. 2022. DOI:10.1136/gutjnl-2021-325214.

BRAMBILL, I.; DELLE CAVE, F.; GUARRACINO, C.; DE FILIPPO, M.; VOTTO, M.; LICARI, A.; PISTONE, C.; TONDINA, E. Obesity and COVID-19 in children and adolescents: a double pandemic. Biomedica, v. 93, n. S3, e2022195, 6 jun. 2022. DOI: 10.23750/abm.v93iS3.13075.

BRASIL. Ministério da Saúde. Consenso Nacional de Nutrição Oncológica. Instituto Nacional de Câncer (INCA). Rio de Janeiro: INCA, 2009.

BRASIL. Ministério da Saúde. Protocolo Clínico e Diretrizes Terapêuticas: anemia por deficiência de ferro. Portaria SAS/MS Nº 1.247, de 10 de novembro de 2014. Brasília: Diário Oficial da União, 2014.

BRASIL. Ministério da Saúde. Protocolos do Sistema de Vigilância Alimentar e Nutricional - SISVAN na assistência à saúde. Brasília, DF: Ministério da Saúde, 2008.

BRASIL. Ministério da Saúde. Relatório de Recomendação. Protocolos clínicos e Diretrizes Terapêuticas. Osteoporose, 2022. Disponível em: 20220919_pcdt_osteoporose.pdf. Acesso em: 30 out. 2024.

BRASIL. Ministério da Saúde. Secretaria de Atenção à Saúde. Departamento de Atenção Básica. Guia alimentar para a população brasileira. Ministério da Saúde, Secretaria de Atenção à Saúde, Departamento de Atenção Básica. – 2. ed., 1. reimpr. – Brasília : Ministério da Saúde, 2014.

BRAY, G. A.; HEISEL, W.E; AFSHIN, A; et al. The science of obesity management: an endocrine society scientific statement. Endocrine Reviews, v. 39, p. 79-132, 2018.

BRAY, G. A.; RYAN, D.H. Evidence-based weight loss interventions: individualized treatment options to maximize patient outcomes. , Obesity and Metabolism, v. 23, suppl. 1, p. 50-62, 2021.

BRENNER, B. M. *et al.* Dietary Protein Intake and the Progressive Nature of Kidney Disease: New England Journal of Medicine, v. 307, n. 11, p. 652–659, 9 set. 1982.

BRICARELLO, L. P. Doenças cardiovasculares. In: Rossi, L.; Poltronieri, F.; (Orgs.). Tratado de nutrição e dietoterapia. Rio de Janeiro: Guanabara Koogan; 2019. p. 696-709.

BUSETTO, L.; DICKER, D.; AZRAN, C.; BATTERHAM, R. L.; FARPOUR-LAMBERT, N.; FRIED, M.; HJELMESAETH, J.; KINZL, J.; LEITNER, D. R.; MAKARONIDIS, J. M.; SCHINDLER, K.; TOPLAK, H.; YUMUK,V. Practical recommendations of the obesity management task force of the European Association for the Study of Obesity for the post-bariatric surgery medical management. Obesity Facts, v. 10, p. 597-632, 2017.

CANÇADO, R. D; LOBO, C.; FRIEDRICH, J. R. Tratamento da anemia ferropriva com ferro por via oral. Revista Brasileira de Hematologia e Hemoterapia, v. 32, n. 2, p. 114-120, 2010.

CAMPOS, L. F. *et al.* Parecer BRASPEN/AMIB para o enfrentamento da COVID-19 em pacientes hospitalizados. Braspen Journal, v. 35, n. 1, 1 maio 2020.

CARRERO, J. J. *et al.* Global Prevalence of Protein-Energy Wasting in Kidney Disease: A Meta-analysis of Contemporary Observational Studies From the International Society of Renal Nutrition and Metabolism. Journal of Renal Nutrition, v. 28, n. 6, p. 380–392, nov. 2018.

CEDERHOLM, T.; BARAZZONI, R.; AUSTIN, P.; BALLMER, P.; BIOLO, G.; BISCHOFF, S. C.; COMPHER, C.; CORREIA, I.; HIGASHIGUCHI, T.; HOLST, M.;M *et al.* ESPEN Guidelines on Definitions and Terminology of Clinical Nutrition. Clinical Nutrition, v. 36, p. 49-64, 2017.

CEDERHOLM, T.; JENSEN, G. L.; CORREIA, M. I. T. D.;, *et al.* GLIM criteria for the diagnosis of malnutrition – A consensus report from the global clinical nutrition community. Clinical Nutrition, 2018.

CHADBAN, S. *et al.* Protein requirement in adult kidney transplant recipients. Nephrology, v. 15, n. s1, 1 abr. 2010.

CHAKER, L.; RAZVI, S.; BENSENOR, I. M.; AZIZI, F.; PEARCE, E. N.; PEETERS, R. P. Hypothyroidism. Nature Reviews Disease Primers, v. 8, n. 1, p. 30, 19 maio 2022. DOI: 10.1038/s41572-022-00357-7.

CHALASANI, N.; YOUNOSSI, Z.; LAVINE, J. E.; *et al.* The diagnosis and management of nonalcoholic fatty liver disease: practice guidance from the American Association for the Study of Liver Diseases. Hepatology, v. 67, n. 1, 2018.

CHAPARRO, C. M.; SUCHDEV, P. S. Anemia epidemiology, pathophysiology, and etiology in low- and middle-income countries.Annals of the New York Academy of Sciences, v. 1450, n. 1, p. 15-31, ago. 2019. DOI:10.1111/nyas.14092. Epub: 22 abr. 219.

CHENG, J.; OUWEHAND, A.C. Gastroesophageal Reflux Disease and Probiotics: A Systematic Review. Nutrients. , v. 12, n. 1, p. 132, 2 jan. 2020. DOI: 10.3390/nu12010132. PMID: 31906573; PMCID: PMC7019778.

CHRIST-CRAIN, M.; GAISL, O. Diabetes insipidus. Presse Médicale, v. 50, n. 4, p. 104093, dez. 2021. DOI: 10.1016/j.lpm.2021.104093. Epub 27 out. 2021.. PMID: 34718110.

COBRE, A. F.; SUREK, M.; VILHENA, R. O.; BÖGER, B.; FACHI, M. M.; MOMADE, D. R.; TONIN, F. S.; SARTI, F. M.; PONTAROLO, R. Influence of foods and nutrients on COVID-19 recovery: A multivariate analysis of data from 170 countries using a generalized linear model. Clinical Nutrition, v. 41, n. 12, p. 3077-3084, dez. 2022. DOI: 10.1016/j.clnu.2021.03.018. Epub 22 mar. 2022. PMID: 33933299; PMCID: PMC7982641.

CONSELHO REGIONAL DE NUTRICIONISTAS – 3ª Região. RESTRIÇÃO AO CONSUMO DE GLÚTEN. Colegiado do CRN 3ª Região 2011-2014.

COPPOLLA, G.; et al. Ketogenic diet for the treatment of catastrophic epileptic encephalopathies in childhood.European Journal of Paediatric Neurology, v. 14, n. 3, p. 229-234, 2009.

COZZOLINO SMF (Organizador). Biodisponibilidade de Nutrientes. Biodisponibilidade de Nutrientes. Barueri: Manole, 2016.

CROWE FL, APPLEBY PN, ALLEN NE, KEY TJ. Diet and risk of diverticular disease in Oxford cohort of European Prospective Investigation into Cancer and Nutrition (EPIC): prospective study of British vegetarians and non-vegetarians. BMJ, v. 343, p. d4131, 2011. DOI: 10.1136/bmj.d4131.

CRUZ, M. M.; PEREIRA, M. (2020). Epidemiology of Chronic Obstructive Pulmonary Disease in Brazil: a systematic review and meta-analysis. Ciência & Saúde Coletiva, v. 25, n. 11, p. 4547–4557, 2020. DOI: https://doi.org/10.1590/1413-812320202511.00222019.

CUPPARI, L. Nutrição: Clínica no Adulto. 3 ed. São Paulo: Manole, 2014.

D'ANDREA MEIRA, I. et al. Ketogenic Diet and Epilepsy: What We Know So Far. Frontiers in Neuroscience, v. 13, p. 5, 2019.

DA SILVA, J. S. V. et al. ASPEN Consensus Recommendations for Refeeding Syndrome. Nutrition in Clinical Practice, v. 35, n. 2, p. 178-195, abr. 2020. Disponível em: https://doi.org/10.1002/ncp.10474. Epub 2 mar. 2020. Erratum em: Nutrition in Clinical Practice, v. 35, n. 3, p. 584-585, jun. 2020. PMID: 32115791.

DAVID, Ana Paula Lopes; et al. Associações entre padrões alimentares no desenvolvimento do câncer de cabeça e pescoço. RECIMA21: Revista Científica Multidisciplinar, v. 4, n. 11, e4114438, 2023.

DE GIORGI, F.; PALMIERO, M.; ESPOSITO, I.; MOSCA, F.; CUOMO, R. Pathophysiology of gastro-oesophageal reflux disease. Acta Otorhinolaryngologica Italica, v. 26, n. 5, p. 241-246, out. 2006. PMID: 17345925; PMCID: PMC2639970.

DIENER, J. R. C. Calorimetria indireta. Revista da Associação Médica Brasileira, São Paulo, v. 43, n. 3, p. 245-253, 1997.

DIETARY GUIDELINES ADVISORY COMMITTEE. Scientific Report of the 2020 Dietary Guidelines Advisory Committee: Advisory Report to the Secretary of Agriculture and the Secretary of Health and Human Services. Julho 2020. U.S. Department of Agriculture, Agricultural Research Service. DOI: https://doi.org/10.52570/DGAC2020.

DYBVIK, J. S.; SVENDSEN, M.; AUNE, D. Vegetarian and vegan diets and the risk of cardiovascular disease, ischemic heart disease and stroke: a systematic review and meta-analysis of prospective cohort studies.European Journal of Nutrition, v. 62, n. 1, p. 51-69, fev. 2023. DOI: 10.1007/s00394-022-02942-8. Epub 27 ago. 2022. PMID: 36030329; PMCID: PMC9899747.

EATON, S. B.; EATON, S. B. 3rd; KONNER, M. J. Paleolithic nutrition revisited: A twelve-
-year retrospective on its nature and implications. European Journal of Clinical Nutrition, v.
51, p. 207-216, 1997.

ELIA, M. The "MUST" Report. Nutritional Screening of Adults: A Multidisciplinary
Responsibility. Development and Use of the "Malnutrition Universal Screening Tool"
('MUST') for Adults; Chairman of MAG and Editor Advancing Clinical Nutrition, a Standing
Committee of BAPEN: BAPEN, Redditch, UK, 2003.

ELSEWEIDY, M. M. Brief review on the causes, diagnosis and therapeutic treatment of
gastritis disease. Alternative and Integrative Medicine, v. 6, p. 1, 2017.

ESTRUCH R.; MARTÍNEZ-GONZÁLEZ, M.A.; CORELLA, D.; SALAS-SALVADÓ, J.;
RUIZ- GUTIÉRREZ, V.; COVAS, M.I.; et al. Effects of a Mediterranean-style diet on cardiovascular risk factors: a randomized trial.Annals of Internal Medicine, v. 145, n. 1, p. 1-11,
2006.

EUROPEAN ASSOCIATION FOR THE STUDY OF THE LIVER et al. EASL Clinical
Practice Guidelines on nutrition in chronic liver disease.Journal of hepatology, v. 70, n.
1, p. 172-193, 2019. Disponível em: https://www.sciencedirect.com/science/article/pii/
S0168827818321779. Acesso em: 30 out. 2024.

FALLAHZADEH, M. A.; RAHIMI, R. S. Hepatic Encephalopathy and Nutrition Influences:
A Narrative Review. Nutrition in Clinical Practice, v. 35, n. 1, p. 36-48, fev. 2020. DOI:
10.1002/ncp.10458. Epub 23 dez. 2019. PMID: 31872484.

FALUDI, A. A.; IZAR, M. C. O.; SARAIVA, J. F. K.; CHACRA, A. P. M.; BIANCO, H. T.;
AFIUNE NETO, A. et al. Atualização da Diretriz Brasileira de Dislipidemias e Prevenção da
Aterosclerose – 2017. Arquivos Brasileiros de Cardiologia, v. 109, n. 2 Supl. 1, p. 1-76, 2017..

FASS, R. et al. Gastro-oesophageal reflux disease. Nature Reviews Disease Primers, v. 7, n. 1,
p. 55, 2021. DOI: 10.1038/s41572-021-00287-w. PMID: 34326345.

FEARON, K.; STRASSER, F.; ANKER, S. D.; et al. Definition and classification of cancer
cachexia: an international consensus. Lancet Oncol. 2011; 12(5):489-95.

FERNANDES, A.C.; BEZERRA, O. M.; Nutrition therapy for chronic obstructive pulmonary
disease and related nutritional complications.Jornal Brasileiro de Pneumologia, v. 32, n. 5, p.
461-471, set.-out. 2006. PMID: 17268751.

FIACCADORI, Enrico et al. Nutritional therapy in critically ill patients with acute kidney
injury. Clinical Nutrition, v. 37, n. 2, p. 485-493, 2018.

FILIPPOU, C. D. et al. Dietary Approaches to Stop Hypertension (DASH) Diet and Blood
Pressure Reduction in Adults with and without Hypertension: A Systematic Review and
Meta-Analysis of Randomized Controlled Trials. Advances in Nutrition, v. 11, n. 5, p. 1150-
1160, set. 2020. DOI: 10.1093/advances/nmaa041. PMID: 32330233; PMCID: PMC7490167.

FISBERG, M.; et al. Funções Plenamente Reconhecidas de Nutrientes: Ferro – 2ª. ed. Série de
publicações ILSI Brasil. São Paulo, 2017. Vol. 03.

FORBES, A. et al. ESPEN guideline: Clinical nutrition in inflammatory bowel disease.
Clinical Nutrition, v. 36, n. 2, p. 321-347, abr. 2017.

FOTROS, D. et al. Vitamin D status as a predictor for livertransplantoutcomes. Scientific Reports, v. 13, n. 1, p. 21018, 2023. DOI: 10.1038/s41598-023-48496-5. PMID: 38030697; PMCID: PMC10687262.

FOUQUE, D. et al. A proposed nomenclature and diagnostic criteria for protein–energy wasting in acute and chronic kidney disease. Kidney International, v. 73, n. 4, p. 391–398, 19 dez. 2007.

FRANK, A. P.; DE SOUZA SANTOS, R.; PALMER, B. F.; CLEGG, D. J. Determinants of body fat distribution in humans may provide insight about obesity-related health risks. JJournal of Lipid Research, v. 60, n. 10, p. 1710-1719, out. 2019. DOI: 10.1194/jlr.R086975. Epub 10 ago. 2018. PMID: 30097511; PMCID: PMC6795075.

FREIRE, R. Scientific evidence of diets for weight loss: Different macronutrient composition, intermittent fasting, and popular diets. Nutrition, v. 69, p. 110549, jan. 2020. DOI: 10.1016/j.nut.2019.07.001. Epub 4 jul. 2019. PMID: 31525701.

GAZZANI, G.; DAGLIA, M.; PAPETTI, A. Food components with anticaries activity. Current Opinion in Biotechnology, v. 23, n. 2, p. 153-159, 2012

GEA, J.; MARTÍNEZ-LLORENS, J.; BARREIRO, E. Alteraciones nutricionales en la enfermedad pulmonar obstructiva crónica [Nutritionalabnormalities in chronicobstructivepulmonarydisease].Medicina Clínica (Barcelona), v. 143, n. 2, p. 78-84, 22 jul. 2014. DOI: 10.1016/j.medcli.2013.05.040. Epub 18 set. 2013. PMID: 24054776.

GIACAGLIA, L.; BARCELLOS, C.; GENESTRETI, P.; SILVA, M.; SANTOS, R.; VENCIO, S.; BERTOLUCI, M. Tratamento farmacológico do pré-diabetes. Diretriz Oficial da Sociedade Brasileira de Diabetes, 2022. DOI: 10.29327/557753.2022-9.

GLOBAL BURDEN OF DISEASE STUDY. Global, regional, and national burden of chronic kidney disease, 1990-2017: a systematic analysis for the Global Burden of Disease Study 2017. The Lancet, v. 395, n. 10225, p. 709-733, 2020.

GLOBAL INITIATIVE FOR CHRONICOBSTRUCTIVELUNGDISEASE (GOLD). Global strategy for the diagnosis, management, and prevention of COPD. Updated 2017.

GLOBAL NUTRITION REPORT STAKEHOLDER GROUP. 2020 Global Nutrition Report: action on equity to end malnutrition. Bristol (UK): Development Initiatives, 2020.

GORAL, Valery; BLEICHER, Magdalena. Nutritional management in kidney transplant recipients: post-transplant care considerations. Journal of Renal Nutrition, v. 20, n. 6, p. 388-396, 2010.

GREATHOUSE, K. L.; WYATT, M.; JOHNSON, A. J.; TOY, E. P.; KHAN, J. M.; DUNN, K.; CLEGG, D. J.; REDDY, S. Diet-microbiome interactions in cancer treatment: Opportunities and challenges for precision nutrition in cancer. Neoplasia, v. 29, p. 100800, jul. 2022. DOI: 10.1016/j.neo.2022.100800. Epub 29 abr. 2022. PMID: 35500546; PMCID: PMC9065883.

GUERRI, G.; BRESSAN, S.; SARTORI, M.; COSTANTINI, A.; BENEDETTI, S.; AGOSTINI, F.; TEZZELE, S.; CECCHIN, S.; SCARAMUZZA, A.; BERTELLI, M. Hypothyroidism and hyperthyroidism.Acta Biomedica, v. 90, n. 10-S, p. 83-86, 30 set. 2019. DOI: 10.23750/abm.v90i10-S.8765. PMID: 31577260; PMCID: PMC7233645.

HARRIS, J. A.; BENEDICT, F. G. A biometric study of basal metabolism in man. Washington, DC: Carnegie Institute, 1919.

HARDT, Juliana *et al.* Plant-based diets and cancer prognosis: a systematic review. Nutrition Reviews, v. 80, n. 4, p. 359-372, 2022.

HAWKINS, A.T.; *et al.* Diverticulitis: An Update From the Age Old Paradigm. Current Problems in Surgery, v. 57, n. 10, p. 100862, out. 2020. DOI: 10.1016/j.cpsurg.2020.100862. Epub 18 jul. 2020. PMID: 33077029; PMCID: PMC7575828.

HUNT, R. H;. *et al.* The stomach in health and disease., v. 64, n. 10, p. 1650-1668, 2015.

HURTADO-TORRES, G. F.; GONZÁLEZ-BARANDA, L. L.; ABUD-MENDOZA, C. Rheumatoid cachexia and other nutritional alterations in rheumatologic diseases. Reumatología Clínica, v. 11, n. 5, p. 316-321, set.-out. 2015. DOI: 10.1016/j.reuma.2015.03.005. Epub 18 jun, 2015. PMID: 26094123.

IKIZLER, T. A. *et al.* Clinical Practice Guideline for Nutrition in CKD: 2020 Update. American Journal of Kidney Diseases, v. 76, n. 3 Suppl 1, p. S1-S107, set. 2020. DOI: 10.1053/j.ajkd.2020.05.006.

INSTITUTE OF MEDICINE. Dietary reference intakes (DRI) for energy, carbohydrate, fiber, fat, fatty acids, cholesterol, protein, and amino acids. Washington: National Academy Press, 2005.

INSTITUTE OF MEDICINE. Standing Committee on the Scientific Evaluation of Dietary Reference Intakes, Food and Nutrition Board: Dietary reference intakes for calcium and vitamin D. Washington: National Academy Press, 2011.

IZAR, M. C. O.; *et al.* Position Statement on Fat Consumption and Cardiovascular Health - 2021.Arquivos Brasileiros de Cardiologia, v. 116, n. 1, p. 160-212, jan. 2021. DOI: 10.36660/abc.20201340.

JAMES, P. T. *et al.* The Role of Nutrition in COVID-19 Susceptibility and Severity of Disease: A Systematic Review. J Nutr, v. 151, n. 7, p. 1854-1878, 2021. DOI: 10.1093/jn/nxab059. PMID: 33982105; PMCID: PMC8194602.

KALANTAR-ZADEH, Kamyar; FOUQUE, Denis. Nutritional management of chronic kidney disease. New England Journal of Medicine, v. 377, n. 18, p. 1765-1776, 2017.

KEMI, V. E. *et al.* Low calcium:phosphorus ratio in habitual diets affects serum parathyroid hormone concentration and calcium metabolism in healthy women with adequate calcium intake. Br J Nutr , v. 103, n. 4, p. 561-568, 2010. DOI: 10.1017/S0007114509992121. Epub 28 set. 2009. PMID: 19781123.

KERWIN, A. J.; NUSSBAUM, M. S. Adjuvant nutrition management of patients with liver failure, including transplant. Surg Clin North Am, v. 91, n. 3, p. 565-578, 2011. DOI: 10.1016/j.suc.2011.02.010. Epub 2011 Apr 29. PMID: 21621696

KIEBALO, Tomasz *et al.* Nutritional management in peritoneal dialysis patients with special regard to inflammation and peritonitis. Journal of Renal Nutrition, v. 30, n. 4, p. 327-335, 2020.

KIDNEY DISEASE: IMPROVING GLOBAL OUTCOMES (KDIGO). Clinical practice guideline for the management of acute kidney injury. Kidney International Supplements, v. 8, n. 1, p. 1-138, 2018.

KIDNEY DISEASE OUTCOMES QUALITY INITIATIVE (KDOQI). KDOQI clinical practice guideline for nutrition in CKD: 2020 update. American Journal of Kidney Diseases, v. 76, n. 3, p. S1-S107, 2020.

KNEZEVIC, Jelena et al. Gut microbiota and thyroid cancer: The influence of bacterial strains on thyroid health and disease progression. Frontiers in Endocrinology, v. 11, p. 555-565, 2020.

KODNER, Charles. Diagnosis and management of nephrotic syndrome in adults. American Family Physician, v. 93, n. 6, p. 479-485, 2016.

KONDRUP, Jens et al. ESPEN guidelines for nutrition screening 2002. Clinical Nutrition, v. 22, n. 4, p. 415-421, 2003.

KOSINSKI, C.; JORNAYVAZ, F. R. Effects of Ketogenic Diets on Cardiovascular Risk Factors: Evidence from Animal and Human Studies. Nutrients, v. 9, n. 5, 2017.

KOVESDY, Csaba P. et al. Management of protein-energy wasting in non-dialysis-dependent chronic kidney disease: reconciling low protein intake with nutritional therapy. American Journal of Clinical Nutrition, v. 97, n. 6, p. 1163-1177, 2013.

KRUIZENGA, H. M. et al. Development and Validation of a Hospital Screening Tool for Malnutrition: The Short Nutritional Assessment Questionnaire (SNAQ©). Clin. Nutr, 2005.

LANGSETMO, L.; et al. The association between protein intake by source and osteoporotic fracture in older men: a prospective cohort study. J Bone Miner Res., v. 32, n. 3, p. 592-600, 2017.

LEE SY, PEARCE EN. Hyperthyroidism: A Review. JAMA. 2023 Oct; v. 330, n. 15, p. 1472-1483. DOI: 10.1001/jama.2023.19052. PMID: 37847271.

LEWIS, James D. et al. Epidemiology of inflammatory bowel diseases: a systematic review. Gastroenterology, v. 152, n. 5, p. 990-1005, 2017.

LONG, C. L. et al. Metabolic Response to Injury and Illness: Estimation of Energyand Protein Needs from Indirect Calorimetry and NitrogenBalance. J Parenter Enter Nutr., v. 3, n. 6, p. 452-456, 1979.

LOVIC D, PIPERIDOU A, ZOGRAFOU I, GRASSOS H, PITTARAS A, MANOLIS A. The Growing Epidemic of Diabetes Mellitus. Curr Vasc Pharmacol, v. 18, n. 2, p. 104-109, 2020. DOI: 10.2174/1570161117666190405165911. PMID: 30961501.

LUDWIG, D. S.; WILLETT, W. C.; VOLEK, J. S.; NEUHOUSER, M. L. Dietary fat: From foe to friend? Science, v. 362, n. 6416, p. 764-770, 2018.

MA, W.; et al. Intake of Dietary Fiber, Fruits, and Vegetables and Risk of Diverticulitis. Am J Gastroenterol , v. 114, n. 9, p. 1531-1538, 2019. DOI: 10.14309/ajg.0000000000000363. PMID: 31397679; PMCID: PMC6731157.

MACHADO, A. S. et al. Lack of Standardization in Commercial Thickeners Used in the Management of Dysphagia. Ann NutrMetab, v. 75, n. 4, p. 246-251, 2019. DOI:: 10.1159/000504334. Epub 6 dez. 2019. PMID: 31812968.

MANUAL ORIENTATIVO: SISTEMATIZAÇÃO DO CUIDADO DE NUTRIÇÃO / [organizado pela] Associação Brasileira de Nutrição; organizadora: Marcia Samia Pinheiro Fidelix. – São Paulo: Associação Brasileira de Nutrição, 2014.

MARREIRO DN, SEVERO JS, MORAIS JBS *et al.* Diabetes melito. In: ROSSI, L.; POLTRONIERI, F. (org.). Tratado de Nutrição e Dietoterapia. Rio de Janeiro: Guanabara Koogan, 2019. p. 814-825.

MARTINS, Cecília *et al.* Impact of immunosuppressive therapy on nutritional status and metabolic outcomes after kidney transplantation. Clinical Transplantation, v. 18, n. 5, p. 621-628, 2004.

MATARESE, L. E.; O'KEEFE, S. J.; KANDIL, H. M. Dietoterapia para Doenças Hepatobiliares e Pancreáticas. Cap 29. In: MAHAM, L. K.; ESCOTT-STUMP, S. Krause. Alimentos, nutrição e dietoterapia. 14ª. edição. Rio de Janeiro: Elsevier, 2018.

MATARESE LE, O'KEEFE SJ, KANDIL HM *et al.* Short bowel syndrome: clinical guidelines for nutrition management. NutrClinPrac, v. 20, n. 5, p. 493-502, 2005.

MCCARTY, E. B.; CHAO, T. N. Dysphagia and Swallowing Disorders. Med Clin North Am., v. 105, n. 5, p. 939-954, 2021. DOI: 10.1016/j.mcna.2021.05.013. PMID: 34391544.

MECHANICK, J.I.; *et al.* Clinical practice guidelines for the perioperative nutritional, metabolic, and nonsurgical support of the bariatric surgery patient – 2013 update: cosponsored by American association of clinical endocrinologists, the obesity society, and American society for metabolic & bariatric surgery. Surg ObesRelat Dis., v. 9, n. 2, p. 159-191, 2013.

MIHATSCH, W.; THOME, U.; SAENZ DE PIPAON, M. Update on Calcium and Phosphorus Requirements of Preterm Infants and Recommendations for Enteral Mineral Intake. Nutrients, v. 13, n. 5, p. 1470, 2021. DOI: 10.3390/nu13051470. PMID: 33925281; PMCID: PMC8146348.

MILL, S. E. E.; BUCHANAN, D.; DONNAN, P. T.; SMITH, B. H. Community prescribing trends and prevalence in the last year of life, for people who die from cancer. BMC Palliat Care, v. 21, n. 1, p. 120, 2022. DOI: 10.1186/s12904-022-00996-3. PMID: 35799225; PMCID: PMC9264643.

MIRANDA, D.; *et al.* Should the Energy Contribution of Commercial Thickeners Be Considered in the Nutrition Plan of Patients With Dysphagia? Nutr Clin Pract, v. 35, n. 4, p. 649-654, 2020. DOI: 10.1002/ncp.10408. Epub 5 set. 2019. PMID: 31489690.

MIYOSHI, J. CHANG, E. The gut microbiota and inflammatory bowel diseases. Transl Res., v. 179, p. 38-48, 2017.

MORAIS ,Y. B.; *et al.* Evolução do estado nutricional e sintomatologia de indivíduos com doença inflamatória intestinal. SEMEAR, v. 2, n. 1, p. 1-12, jan./jun. 2020.

MORALES-IVORRA I.; ROMERA-BAURES M.; ROMAN-VIÑAS B. Osteoarthritis and the Mediterranean Diet: A Systematic Review. Nutrients. v. 10, n. 8, p. 1030, 7 ago. 2018. DOI: 10.3390/nu10081030. PMID: 30087302; PMCID: PMC6115848.

MOREIRA T. R; COUTINHO, V. ANEMIAS. In: ROSSI, L.; POLTRONIERI, F. (Orgs.). Tratado de nutrição e dietoterapia. Rio de Janeiro: Guanabara Koogan; 2019. p. 826-30.

NATIONAL CENTER FOR CHRONIC DISEASE PREVENTION AND HEALTH PROMOTION (US) Office on Smoking and Health. The Health Consequences of Smoking-50 Years of Progress: A Report of the Surgeon General. Atlanta: Centers for Disease Control and Prevention, 2014.

NOLTE, Ivo M.; MOORE, Lee W. Post-transplant metabolic complications and nutrition management in kidney transplant recipients. Nutrition in Clinical Practice, v. 33, n. 2, p. 180-193, 2018.

NYMO, S.; *et al.* Timeline of changes in appetite during weight loss with a ketogenic diet. Int J Obes (Lond). 2017;41(8):1224-1231.

O'BRIEN, S. J.; OMER, E. Chronic Pancreatitis and Nutrition Therapy. Nutr Clin Pract., v. 34, Suppl 1, p. S13-S26, out. 2019. DOI: 10.1002/ncp.10379. PMID: 31535736.

OJO O.; OJO O. O.; ADEBOWALE, F.; WANG, X-H. The Effect of Dietary Glycaemic Index on Glycaemia in Patients with Type 2 Diabetes: A Systematic Review and Meta-Analysis of Randomized Controlled Trials. Nutrients, v. 10, n. 3, 2018.

OKOSHI, M. P.; CAPALBO, R. V.; ROMEIRO, F. G.; OKOSHI, K. Caquexia Cardíaca: Perspectivas para a Prevenção e Tratamento. Arq. Bras. Cardiol, v. 108, n. 1, p. 74-80, 2017.

ORGANIZAÇÃO PANAMERICANA DE SAÚDE. OPAS. 2020. OMS revela principais causas de morte e incapacidade em todo o mundo entre 2000 e 2019 - OPAS/OMS | Organização Pan-Americana da Saúde (paho.org). Disponível em: https://www.paho.org/en. Acesso em: 30 out. 2024.

ORTEGA, R.M.; *et al.* Nutrición en la prevención y el control de la osteoporosis [Nutrition in theprevention and control of osteoporosis]. Nutr Hosp., v. 37, n. Spec N°. 2, p. 63-66, 2021. DOI: 10.20960/nh.03360. PMID: 32993301.

PANEBIANCO M.; MARCHESE-RAGONA, R.; MASIERO, S.; RESTIVO, D. A. Dysphagia in neurologicaldiseases: a literature review. Neurol Sci., v. 41, n. 11, p. 3067-3073, nov. 2020. DOI:: 10.1007/s10072-020-04495-2. Epub 7 jun. 2020. PMID: 32506360; PMCID: PMC7567719.

PERES, M. A.; *et al.* Oral diseases: a global public health challenge. Lancet., v. 394, n. 10194, p. 249-260, 20 jul. 2019. DOI: 10.1016/S0140-6736(19)31146-8.

PISCOPO, N.; ELLUL, P. Diverticular Disease: A Review on Pathophysiology and Recent Evidence. Ulster Med J., v. 89, n. 2, p. 83-88, set. 2020. Epub 2020 Oct 21. PMID: 33093692; PMCID: PMC7576390.

PNS: Instituto Brasileiro de Geografia e Estatística. Pesquisa nacional de saúde: 2019: percepção do estado de saúde, estilos de vida, doenças crônicas e saúde bucal: Brasil e grandes regiões. IBGE, Coordenação de Trabalho e Rendimento.

POF: Instituto Brasileiro de Geografia e Estatística. Pesquisa de orçamentos familiares: 2017-2018 : perfil das despesas no Brasil: indicadores de qualidade de vida / IBGE, Coordenação de Trabalho e Rendimento.

PRINCE, A.; *et al.* Nutritional problems in inflammatory bowel disease: the patient perspective. J Crohns Colitis., v. 5, p. 443-450, 2011.

RAHMAN, A.; *et al.* Identifying Critically-Ill Patients Who Will Benefit Most from Nutritional Therapy: Further Validation of the "Modified NUTRIC" Nutritional Risk Assessment Tool. Clin. Nutr., v. 35, p. 158-162, 2016.

RAMOS, S. *et al.* Terapia Nutricional no Pré-Diabetes e no Diabetes Mellitus Tipo 2. Diretriz Oficial da Sociedade Brasileira de Diabetes, 2022. DOI: 10.29327/557753.2022-25.

RAYNOR, H. A.; CHAMPAGNE, C. M. Position of the Academy of Nutrition and Dietetics: Interventions for the Treatment of Overweight and Obesity in Adults. J AcadNutr Diet, v. 116, n. 1, p. 129-147, jan. 2016. DOI: 10.1016/j.jand.2015.10.031. PMID: 26718656.

REZAPOUR, M.; STOLLMAN, N. Diverticular Disease in the Elderly. CurrGastroenterol Rep., v. 21, n. 9, p. 46, 25 jul. 2019. DOI: 10.1007/s11894-019-0715-4. PMID: 31346801.

RIZZOLI R. Nutritional aspects of bone health. Best Pract Res Clin Endocrinol Metab. 2014; 28(6):795-8.

RUBENSTEIN, L. Z.; HARKER J. O.; SALVÀ, A.; GUIGOZ, Y.; VELLAS, B. Screening for Undernutrition in Geriatric Practice: Developing the Short-Form Mini-Nutritional Assessment (MNA-SF). J. Gerontol. Ser. A Biol. Sci. Med. Sci., v. 56, p. 366–372, 2001.

RUDLER, M.; WEISS, N.; BOUZBIB, C.; THABUT, D. Diagnosis and Management of Hepatic Encephalopathy. Clin Liver Dis., v. 25, n. 2, p. 393-417, mai. 2021. DOI: 10.1016/j.cld.2021.01.008. Epub 11 mar. 2021. PMID: 33838857.7

SACKS, F. M.; et al. A dietary approach to prevent hypertension: a review of the Dietary Approaches to Stop Hypertension (DASH) Study. Clin Cardiol., v. 22, n. 7 Suppl, p. III6-10, 1999.

SACKS, F. M.; et al. Rationale and design of the Dietary Approaches to Stop Hypertension trial (DASH). A multicenter controlled-feeding study of dietary patterns to lower blood pressure. Ann Epidemiol., v. 5, n. 2, p. 108-118, 1995.

SCHOENECK, M.; IGGMAN, D. The effects of foods on LDL cholesterol levels: A systematic review of the accumulated evidence from systematic reviews and meta-analyses of randomized controlled trials. NutrMetab Cardiovasc Dis., v. 31, n. 5, p. 1325-1338, 6 maio 2021. DOI:: 10.1016/j.numecd.2020.12.032. Epub 16 jan. 2021. PMID: 33762150.

SEIDELMANN, S. B.; et al. Dietary carbohydrate intake and mortality: a prospective cohort study and meta-analysis. Lancet Public Health, v. 3, n. 9, p. e419-e428, set. 2018. DOI:10.1016/S2468-2667(18)30135-X. Epub 17 aug. 2018. PMID: 30122560; PMCID: PMC6339822.

SEIMON, R. V.; et al. Do intermittent diets provide physiological benefits over continuous diets for weight loss? A systematic review of clinical trials. Mol Cell Endocrinol, v. 418, pt. 2, p. 153-172, 15 dez. 2015. DOI: 10.1016/j.mce.2015.09.014. Epub 16 set. 2015. PMID: 26384657.

SHAH, N. D.; BARRITT, A. S. 4th. Nutrition as Therapy in Liver Disease. Clin Ther., v. 44, n. 5, p. 682-696, maio 2022. DOI:10.1016/j.clinthera.2022.04.012. Epub 25 mai. 2022. PMID: 35643886.

SHAN, Y.; LEE, M.; CHANG, E. B. The Gut Microbiome and Inflammatory Bowel Diseases. Annu Rev Med., v. 73, p. 455-468, 27 jan. 2022. DOI:10.1146/annurev-med-042320-021020. Epub 23 set. 2021. PMID: 34555295; PMCID: PMC10012812.

SHEEAN, P.; GONZALEZ, M. C.; PRADO, C. M.; MCKEEVER, L.; HALL, A. M.; BRAUNSCHWEIG, C. A. American Society for Parenteral and Enteral Nutrition Clinical Guidelines: The Validity of Body Composition Assessment in Clinical Populations. JPEN J Parenter Enteral Nutr., v. 44, n. 1, p. 12-43, jan. 2020. DOI: 10.1002/jpen.1669. Epub 2019 Jun 19. PMID: 31216070.

SHERFDAGAN, S.; GOLDENSHLUGER, A.; GLOBUS, I.; SCHWEIGER, C.; KESSLER, Y.; KOWENSANDBANK, G.; BEN-PORAT, T.; SINAI, T Nutritional Recommendations for Adult Bariatric Surgery Patients: Clinical Practice., v. 8, n. 2, p. 382-394, 15 mar. 2017. DOI: 10.3945/an.116.014258. PMID: 28298280; PMCID: PMC5347111.

SILVA, S. M. C. S.; MURA, J. D. P. Tratado de alimentação, nutrição & dietoterapia. 3. ed. São Paulo: Roca, 2016.

SILVEIRA, A. B. V.; MIRANDA, A. E.; MARQUES, N. C. T.; GOMES, H. What risk factors determine tooth caries today? A scoping review. Research, Society and Development, [S. l.], v. 10, n. 7, p. e24810716548, 2021. DOI: 10.33448/rsd-v10i7.16548.

SINGH, B.; ESHAGHIAN, E.; CHUANG, J.; COVASA, M. Do Diet and Dietary Supplements Mitigate Clinical Outcomes in COVID-19? Nutrients. , v. 14, n. 9, p. 1909, 2022. DOI: https://doi.org/10.3390/nu14091909.

SIPPONEN, P.; MAAROOS, H. I. Chronic gastritis. Scand J Gastroenterol, v. 50, n. 6, p. 657-667, jun. 2015. DOI: 10.3109/00365521.2015.1019918. Epub 22 abr. 2015. PMID: 25901896; PMCID: PMC4673514.

SIQUEIRA, A. F. A.; ALMEIDA-PITITTO, B. de; FERREIRA, S. R. G. Doença cardiovascular no diabetes mellitus: análise dos fatores de risco clássicos e não-clássicos. Arquivos Brasileiros de Endocrinologia & Metabologia, v. 51, n. 2, p. 257-267, 2007. DOI: https://doi.org/10.1590/S0004-27302007000200014.

SLINDE, F.; GRÖNBERG, A. M.; SVANTESSON, U.; HULTHÉN, L.; LARSSON, S. Energy expenditure in chronic obstructive pulmonary disease-evaluation of simple measures. Eur J Clin Nutr. 2011 Dec;65(12):1309-13. doi: 10.1038/ejcn.2011.117. Epub 2011 Jun 22. PMID: 21697822.

SLYWITCH, E.; SAVALLI, C.; DUARTE, A. C. G.; ESCRIVÃO, M. A. M. S. Iron Deficiency in Vegetarian and Omnivorous Individuals: Analysis of 1340 Individuals. Nutrients, v. 13, n. 9, p. 2964, 26 ago. 2021. DOI:10.3390/nu13092964. PMID: 34578841; PMCID: PMC8468774.

SOARES, J. D. P.; MOTA, J. F.; PIMENTEL, G. D. Doenças ósseas. In: Rossi L, Poltronieri F (Orgs.). Tratado de nutrição e dietoterapia. Rio de Janeiro: Guanabara Koogan; 2019. p. 748-52.

SOCIEDADE BRASILEIRA DE DIABETES. Departamento de Nutrição. Manual de contagem de carboidratos para pessoas com diabetes. Rio de Janeiro: Sociedade Brasileira de Diabetes; 2016.

SORIA, F. S.; DA SILVA, R. G.; FURKIM, A. M. Acoustic analysis of oropharyngeal swallowing using Sonar Doppler. Braz JOtorhinolaryngol. 2015. DOI: http://dx.doi.org/10.1016/j.bjorl.2015.12.001

TARASZEWSKA, A. Risk factors for gastroesophageal reflux disease symptoms related to lifestyle and diet. Rocz Panstw Zakl Hig, v. 72, n. 1, p. 21-28, 2021. DOI: 10.32394/rpzh.2021.0145. PMID: 33882662.

TOLEDO, D. O. et al. Campanha "Diga não à desnutrição": 11 passos importantes para combater a desnutrição hospitalar. BRASPEN Journal, v. 33, n. 1, p. 86–100, 7 fev. 2018.

TRAUB, J.; REISS, L.; ALIWA, B.; STADLBAUER, V. Malnutrition in Patients with Liver Cirrhosis Nutrients, v. 13, n. 2, p. 540, 2021. DOI: https://doi.org/10.3390/nu13020540.

# REFERÊNCIAS

UESHIMA, J.; MOMOSAKI, R.; SHIMIZU, A.; MOTOKAWA, K.; SONOI, M.; SHIRAI, Y.; UNO, C.; KOKURA, Y.; SHIMIZU, M.; NISHIYAMA, A.; MORIYAMA, D.; YAMAMOTO, K.; SAKAI, K. Nutritional Assessment in Adult Patients with Dysphagia: A Scoping Review. Nutrients, v. 13, n. 3, p. 778, 2021. DOI: 10.3390/nu13030778. PMID: 33673581; PMCID: PMC7997289.

UNIVERDIDADE DE SÃO PAULO (USP). Tabela Brasileira de Composição de Alimentos (TBCA). Food Research Center (FoRC). Versão 7.2. São Paulo, 2023. Disponível em: http://www.fcf.usp.br/tbca. Acesso em: 30 out. 2024.

VARJÚ, P.; FARKAS, N.; HEGYI, P.; GARAMI, A.; SZABÓ, I.; ILLÉS, A.; SOLYMÁR, M.; VINCZE, Á.; BALASKÓ, M.; PÁR, G.; BAJOR, J.; SZŰCS, Á.; HUSZÁR, O.; PÉCSI, D.; CZIMMER, J. Low fermentable oligosaccharides, disaccharides, monosaccharides and polyols (FODMAP) diet improves symptoms in adults suffering from irritable bowel syndrome (IBS) compared to standard IBS diet: A meta-analysis of clinical studies. PLoS One v. 12, n. 8, p. e0182942, 2017. DOI: 10.1371/journal.pone.0182942. PMID: 28806407; PMCID: PMC5555627.

VASCONCELOS, M. I. L.Doenças neoplásicas. In:ROSSI, L.; POLTRONIERI, F. (Orgs.). Tratado de nutrição e dietoterapia. Rio de Janeiro: Guanabara Koogan; 2019. p. 741-7.

VOMERO, N. D.; COLPO, E. Nutritional care in peptic ulcer. ArqBrasCir Dig. v. 27, n. 4, p. 298-302, 2014.

VYCHYTIL, Andreas; HÖRL, Walter H. Peritoneal dialysis and nutrition. Nephrology Dialysis Transplantation, v. 17, n. 11, p. 1806-1813, 2002.

WAJCHENBERG, B. L. Subcutaneous and visceral adipose tissue: their relation to the metabolic syndrome. Endocr. Rev. v. 21, p. 697-738, 2000.

WILKINSON, J. M.; CODIPILLY, D. C.; WILFAHRT, R. P. Dysphagia: Evaluation and Collaborative Management. Am Fam Physician. v. 103, n. 2, p. 97-106, 2021. PMID: 33448766.

WOLEVER, T.M.S.; *et al.* The Canadian Trial of Carbohydrates in Diabetes (CCD), a 1-y controlled trial of low-glycemic-index dietary carbohydrate in type 2 diabetes: no effect on glycated hemoglobin but reduction in C-reactive protein. Am J Clin Nutr. v. 87, n. 1, p. 114–125, 2008.

WORLD CANCER RESEARCH FUND INTERNATIONAL (WCRF); AMERICAN INSTITUTE FOR CANCER RESEARCH (AICR). Food, nutrition, physical activity and the prevention of cancer: a global perspective. Washington: World Cancer Research Fund International, American Institute for Cancer Research, 2007.

WORLD HEALTH ORGANIZATION (WHO). Câncer. Disponível em: Câncer – OPAS/OMS | Organização Pan-Americana da Saúde. Disponível em: https://www.paho.org/pt/cancer. Acesso em: 22 jan. 2024.

WORLD HEALTH ORGANIZATION (WHO). Map of digestive disorders & diseases (MDD). Genava: WHO, 2008.

WORLD HEALTH ORGANIZATION (WHO). World Obesity Day 2022 – Accelerating action to stop obesity. Disponível em: https://www.who.int/news-room/events/detail/2022/03/04/default-calendar/world-obesity-day-2022. Acesso em: 15 jan. 2024.

WORLD HEALTH ORGANIZATION. World health statistics 2019: monitoring health for the SDGs, sustainable development goals. Disponível em: https://www.who.int/publications/i/item/9789241565707. Acesso em: 6 jul. 2023.

WYCHERLEY, T. P.; MORAN, L. J.; CLIFTON, P. M.; *et al.* Effects of energy-restricted high--protein, low-fat compared with standard protein, low-fat diets: a meta-analysis of randomized controlled trials. Am J Clin Nutr., v. 96, n. 6, p. 1281-1298, 2012.

XIAO, P. L.; CUI, A. Y.; HSU, C. J.; PENG, R.; JIANG, N.; XU, X. H.; MA, Y. G.; LIU, D.; LU, H. D. Global, regional prevalence, and risk factors of osteoporosis according to the World Health Organization diagnostic criteria: a systematic review and meta-analysis. Osteoporos Int. v. 33, n. 10, p. 2137-2153, out. 2022. DOI: 10.1007/s00198-022-06454-3. Epub 2022 Jun 10. PMID: 35687123.

XIMENES, H.M.A. Doenças do sistema digestório. In: Rossi L, Poltronieri F (Orgs.). Tratado de nutrição e dietoterapia. Rio de Janeiro: Guanabara Koogan; 2019. p. 671-86.

YAMAGUCHI, N.; KAKIZOE, T. Synergistic interaction between Helicobacter pylori gastritis and diet in gastric cancer. Lancet Oncol.v. 2, n. 2, p. 88-94, fev. 2001. DOI: 10.1016/S1470-2045(00)00225-4. PMID: 11905800.

YANG, I. A.; JENKINS, C. R.; SALVI, S. S. Chronic obstructive pulmonary disease in never--smokers: risk factors, pathogenesis, and implications for prevention and treatment. Lancet Respir Med. 2022 v. 10, n. 5, p. 497-511, maio 2022. DOI: 10.1016/S2213-2600(21)00506-3. Epub 2022 Apr 12. PMID: 35427530.

YU, K.; ZHENG, X.; WANG, G.; LIU, M.; LI, Y.; YU, P.; YANG, M.; GUO, N.; MA, X.; BU, Y.; PENG, Y.; HAN, C.; YU, K.; WANG, C. Immunonutrition vs Standard Nutrition for Cancer Patients: A Systematic Review and Meta-Analysis (Part 1). JPEN J Parenter Enteral Nutr. v. 44, n. 5, p. 742-767, jul. 2020. DOI: 10.1002/jpen.1736. Epub 11 nov. 2019. PMID: 31709584.

YU, Y. H. Making sense of metabolic obesity and hedonic obesity. J Diabetes. v. 9, n. 7, p. 656-666, 2017.

YUSUF, S. *et al.* Effect of potentially modifiable risk factors associated with myocardial infarction in 52 countries (the INTERHEART study): case-control study. The Lancet, v. 364, n. 9438, p. 937–952, 1 set. 2004.

ZHOU, M.; HE, J.; SHEN, Y.; ZHANG, C.; WANG, J.; CHEN, Y. New Frontiers in Genetics, Gut Microbiota, and Immunity: A Rosetta Stone for the Pathogenesis of Inflammatory Bowel Disease. Biomed Res Int. 2017, p. 8201672, 2017. DOI: 10.1155/2017/8201672. Epub 2 ago. 2017. PMID: 28831399; PMCID: PMC5558637.

ZHU, K.; PRINCE, R. L Calcium and bone. Clin Biochem. v. 45, n. 12, p. 936-942, 2012.

ZHU, Y.; ZHANG, C. Prevalence of Gestational Diabetes and Risk of Progression to Type 2 Diabetes: a Global Perspective. Curr Diab Rep.v. 16, n. 1, p. 7, jan. 2016. DOI: 10.1007/s11892-015-0699-x. PMID: 26742932; PMCID: PMC6675405.

ZIMMERMANN, M. B.; JOOSTE, P. L.; MABAPA, N. S. *et al.* Vitamin A supplementation in iodine-deficient African children decreases thyrotropin stimulation of the thyroid and reduces the goiter rate. Am J Clin Nutr. v. 86, n. 4, p. 1040-1044, 2007.

ZWAHLEN, D. Anemia: Macrocytic Anemia. FP Essentials, v. 530, p. 17-21, jul. 2023. PMID: 37390397.